Hans-Arved Willberg
Mach das Beste aus dem Stress!

Der Autor:
Hans-Arved Willberg; Jahrgang 1955, Theologe M.A. (Biblische Theologie) und M.Th. (Praktische Theologie), Philosoph M.A. (Philosophie im europäischen Kontext). Er leitet das Institut für Seelsorgeausbildung (ISA) und ist selbstständig als Rational-Emotiver Verhaltenstherapeut (DIREKT) und Pastoraltherapeut, Trainer, Coach und Dozent mit den Schwerpunkten Burnoutprävention und Paarberatung sowie als Buchautor tätig. Er hat mehr als 25 Bücher und zahlreiche Zeitschriftenartikel geschrieben.

Websites:
www.life-consult.org
www.isa-institut.de
www.willberg-karlsruhe.de
E-Mail: willberg@life-consult.org

Hans-Arved Willberg

Mach das Beste aus dem Stress!
Wie Sie Ihr Leben ins Gleichgewicht bringen

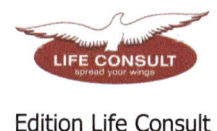

Edition Life Consult

Band 2
der Reihe Stressmanagement,
Persönlichkeitsentwicklung und Sozialkompetenz

Neuausgabe der gleichnamigen Veröffentlichung bei
SCM R. Brockhaus, Wuppertal, 2006

Gesponsert von
Living Water - ganzheitliche Seelsorge
Melanie Beck und Wolfgang Beck GbR
Nelkenstrasse 22, 91560 Heilsbronn
e-mail: living_water@icloud.com

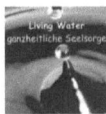

www.livingwater-seelsorge.de

Coverfoto: © Dreamstime

Bibliografische Information der Deutschen Nationalbibliothek: Die Deutsche Nationalbibliothek verzeichnet diese Publikation in der Deutschen Nationalbibliografie; detaillierte bibliografische Daten sind im Internet über dnb.d-nb.de abrufbar.

ISBN: 978-3-7386-4515-6

Edition, Redaktion, Lektorat und Produktion:
Life Consult SPS KG, Hans-Arved Willberg
© Life Consult SPS KG
Pforzheimer Str. 186, 76275 Ettlingen.
www.life-consult.org

Herstellung und Verlag:
BoD - Books on Demand, Norderstedt

Inhalt

Vorwort	7
Es kommt auf die Dosierung an	9
Die Brücke und ihr zulässiges Gesamtgewicht	11
Faktor 1: Veranlagung	14
Die körperliche Stressreaktion	14
Die Persönlichkeitsstruktur	17
Das Temperament	17
Die seelischen Grundbedürfnisse	28
Das spirituelle Grundbedürfnis	39
Faktor 2: Belastung	44
Gesellschaft, Freizeit und Arbeit	46
Körperliche Überforderungen	52
Beziehungsstress	58
Faktor 3: Gewichtung	62
Voreinstellungen und Bewertungen	63
Wie Sie den Stress in Energie verwandeln	69
Die drei Schritte der Bewältigung	72
Schritt 1: Der Veranlagung gerecht werden	72
Schritt 2: Die Belastung verändern	77
Schritt 3: Die Gewichtung verändern	123
Anhang	146
Literaturverzeichnis	148

Vorwort

"Wird's besser? Wird's schlimmer?"
fragt man alljährlich.
Seien wir ehrlich.
Leben ist immer
lebensgefährlich."

Mit diesem Gedicht hat Erich Kästner eine Wahrheit zur Sprache gebracht, um die wir alle wissen, die wir aber nicht immer gern wahr-haben.

In meiner Beratungspraxis hängt ein Poster, das einen riesigen Felsblock zeigt, der nur mit einem ganz kleinen Teil seiner Oberfläche auf dem Untergrund ruht, ohne sonst noch abgestützt zu sein. Und doch macht er den Eindruck, als läge er da sehr sicher, denn seine bedrohliche Masse ist anscheinend völlig im Gleichgewicht. Über dem Bild steht der Satz: „Leben: eine Frage der Balance". Ist es nicht so? Wer das Leben meistert, der meistert einen Balanceakt. Manche Redewendungen verdeutlichen es: „Es ist etwas aus dem Lot gekommen", „er ist aus dem Tritt geraten und darum abgestürzt", „er ist auf der einen Seite vom Pferd gerutscht", sagen wir etwa und meinen damit immer: Rechts und links des Weges gibt es Gefahren, vor denen wir uns hüten müssen, und der gute Lebensweg hat sehr viel mit Ausgewogenheit, Ausgleich und gesundem Maß zu tun.

Sowohl das Spannungserlebnis, wenn wir Energie aufwenden müssen, um die Balance aufrecht zu erhalten, als auch die Erfahrungen, das Gleichgewicht zu verlieren, abzurutschen oder sich bereits mit blauen Flecken am Boden wiederzufinden, nennen wir Stress.

Wenn ein Seiltänzer in scheinbar lässiger Selbstverständlichkeit über dem Abgrund spazieren geht, kann er nur dadurch ohne Fehltritt bleiben, dass er vollkommen konzentriert und dabei doch auch ganz unverkrampft ist. Natürlich ist das Stress! Aber diese Art von Stress tut uns gut und eigentlich mag sie jeder, denn sie ist das Gegenteil von Langeweile. Wenn der Tänzer aus dem Tritt gekommen ist und sich gerade noch am Seil festhalten kann, ist es *auch* Stress für ihn, allerdings keiner, den man ihm oder sich selbst wünschen würde, und wenn er den Halt ganz verliert und unsanft aufschlägt, erst recht nicht. Solche Unterschiede zwischen Stresserfahrungen, die uns gut tun, und solchen, die wir zu recht lieber vermeiden wollen, möchte ich in diesem Buch näher beleuchten. Und davon ausgehend kommen wir ganz von selbst zu der Frage, was wir dazu brauchen, um im Lot zu bleiben oder so rasch und gut wie möglich wieder hinein zu gelangen, wenn uns die Balance vorübergehend verloren gegangen ist.

Es kommt auf die Dosierung an

Allein die Tatsache, Stress zu haben, ist noch kein Grund dafür, sich nicht gut zu fühlen. Ohne Stress ist das Leben nicht nur langweilig, sondern auch ungesund. Ohne Stress gibt es weder Leistung noch Kreativität.

Auf die Dosierung kommt es an. Abbildung 1 zeigt ein Ergebnis der Stressforschung, das unseren gesunden Menschenverstand bestätigt: Wer sich zu wenig anstrengt, leistet auch zu wenig. Er *unter*fordert sich. Wer sich aber zu viel anstrengt, lässt ebenfalls in der Leistung nach, denn er *über*fordert sich.

Wenn sich zum Beispiel eine Fußballmannschaft des Sieges allzu sicher ist, spielt sie schlechter und verliert auch gegen deutlich schwächere Gegner. Wenn sie aber übermotiviert ist, bringt sie ebenfalls nicht ihre volle Leistung. Die Aktionen der Spieler sind verkrampft und überhastet. Viele Fehler schleichen sich ein. Oft regiert bei hohem Leistungsdruck auch die Angst.

Die Kunst der Bewältigung von Stress besteht nicht darin, ihn auszuschalten, sondern darin, ihn so zu regulieren, dass er das passende Maß bekommt. Dann ist Stress gesund: Er stabilisiert das Immunsystem, dient dem seelischen Wachstum und steigert die Leistungsfähigkeit.

Auch das Bild einer Wippe bietet sich zur Veranschaulichung an: Was Stress macht, sind die Herausforderungen, mit denen wir uns konfrontiert sehen. Wenn Sie uns zu groß erscheinen, bewerten wir sie als

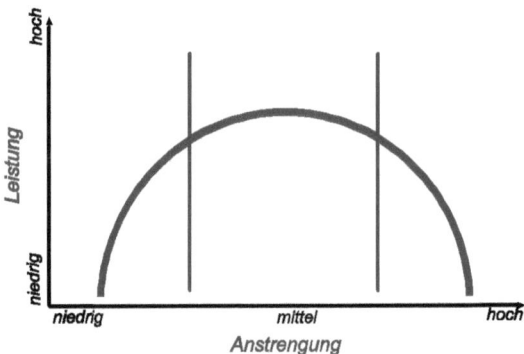

Abbildung 1: Die so genannte „Yerkes-Dodson-Kurve". Der runde Bogen zeigt das Leistungsniveau an. Es ist am höchsten bei wohldosierter, aber nicht übermäßiger Anstrengung.

Unheil und Bedrohung, weil wir glauben, nicht die Mittel (Ressourcen) zu ihrer Bewältigung zu besitzen. Für ein seelisch gesundes Leben müssen sich Herausforderung und Ressourcen ungefähr die Waage halten. Wenn die Herausforderung im Verhältnis zu den Ressourcen zu viel Gewicht bekommt, wird der Stress negativ. Wenn umgekehrt die Herausforderungen zu schwach sind, wird das Leben leer und langweilig (Abbildung 2).

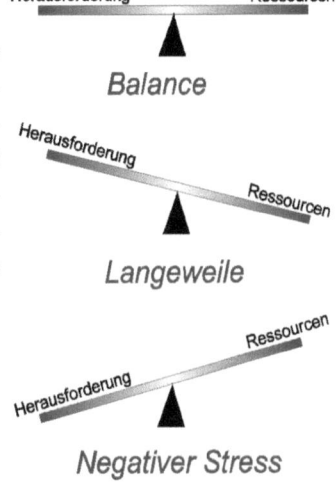

Negativer Stress gilt als eine der größten Gesundheitsgefahren unserer Zeit. Bei fast drei Vierteln aller Krankheiten sei er das Hintergrundproblem, heißt es in Fachkreisen.

Abbildung 2: Es geht um das Gleichgewicht zwischen Herausforderungen und Ressourcen

Die Brücke und ihr zulässiges Gesamtgewicht

Veranlagung, Belastung und Gewichtung

Ein großer, schwer beladener Lastwagen rumpelt auf eine wackelige Brücke. Der Fahrer hat das Schild davor übersehen: „Zulässiges Gesamtgewicht: 7 Tonnen". Vielleicht hat er Glück und die Brücke hält die einmalige Belastung gerade noch aus. Erst wenn mehrere solche Fahrzeuge hintereinander darüber führen, würde sie einstürzen. Vielleicht bekommt das Mauerwerk der Brücke aber auch einen Riss. Zunächst merkt ihn keiner, aber irgendwann wird er bedenklich groß und die Brücke muss gesperrt werden.

Drei Faktoren entscheiden darüber, ob Stress uns schadet oder nicht (Abbildung 3):

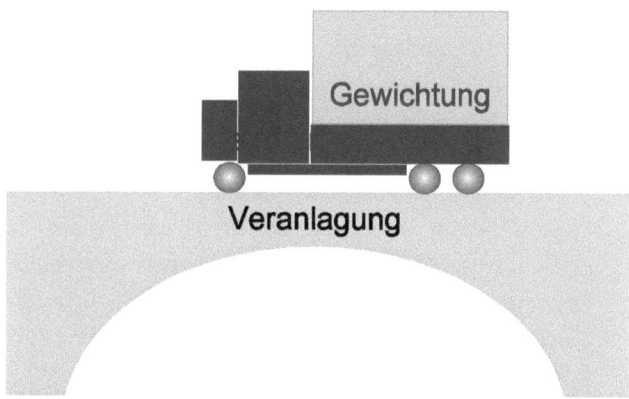

Abbildung 3: Die Faktoren „Veranlagung", „Belastung" und „Gewichtung" brauchen ein ausgewogenes Verhältnis zueinander.

- **Die Veranlagung.** Es kommt auf die Stabilität der Brücke an. Dementsprechend kann ihr „zulässiges Gesamtgewicht" eingeschätzt werden. Eine zierliche Holzbrücke mag noch so schön gebaut sein und für Fußgänger beste Dienste tun. Aber Autos müssen ihr fernbleiben. Dass sie nicht so belastbar ist, sagt nichts über ihren Wert aus. Sie kann sogar viel kostbarer sein als massive Betonkonstruktionen. So ist es auch mit der Veranlagung, die ein Mensch mitbringt.
- **Die objektive Belastung.** Eine Brücke, die nicht benutzt wird, hat keinen Sinn. Ein Leben ohne Stress ist langweilig und leer. Aber manche Belastungen, wie zum Beispiel schwere Verlusterfahrungen und Ängste, können unsere Veranlagungsbrücke sehr unter Druck setzen. Zu recht sagen wir dann: „Was zu viel ist, ist zu viel."
- **Unsere Gewichtung**. An einem schweren Lastwagen allein hat die Brücke schon genug zu tragen. Aber er besitzt auch noch eine Ladefläche. Was ihr aufgelegt ist, kann sogar noch größeres Gewicht als das Fahrzeug selbst haben. Mit unserem Stress ist es genauso: Wer zum Beispiel an einer roten Ampel nicht aufpasste und dadurch einen Unfall verursachte, erleidet ja eigentlich schon genug Belastung dadurch. Aber wenn er sich nun auch noch ständig Vorwürfe deswegen macht, wird sein Problem noch schwerer. Ob Stress uns zu viel wird oder nicht, hängt sehr von der Bewertung ab, die wir der Belastung geben - wie wir selbst also das Ereignis *gewichten*.

Den Rand des Karlsruher Ortsteils Rüppurr entlang fließt die Alb, ein kleiner Fluss, der aus dem nahe gelegenen Schwarzwald kommt und wenig später in den Rhein mündet. Einige Häuser stehen nah am

Ufer. Auf der anderen Seite der Alb befinden sich große Wiesen. Wenn bei der Schneeschmelze Überschwemmung droht, kann das Wasser des Flusses durch Schleusentore, die zu diesem Zweck eingerichtet wurden, auf die Wiesen abgeleitet werden, aus denen dann vorübergehend ein großer See wird. Dadurch bleiben die Häuser am anderen Ufer vor dem Hochwasser geschützt. Ähnlich verhält sich unser Organismus bei Stress im Übermaß. Er ist so eingerichtet, dass er immer den Ausgleich sucht, wenn irgendwo das Fassungsvermögen für eine Stressmenge überschritten wird. Seine Gegenmaßnahmen, die er gebraucht, um die Balance wieder herzustelllen, sind aber manchmal so stark, dass sie selbst zum Problem werden.

Veranlagung, Belastung und *Gewichtung* bzw. *Bewertung* gelten unter den Fachleuten auch als die drei Faktoren, aus deren Zusammenspiel die meisten psychischen Störungen hervorgehen. Wir können somit sagen, dass auch die Entstehung seelischer Krankheiten und Störungen zu einem großen Teil aus Stressreaktionen resultiert. Ob unkontrollierte Stressreaktionen zur Behandlungsbedürfigkeit führen oder nicht, hängt davon ab, wie groß der Druck ist, den die Faktoren „Belastung" und „Gewichtung" auf die Person ausüben, ob die „Brücke" Veranlagung ihm noch gewachsen ist und auf welche Weise die Person die Überlastung reguliert. Viele wählen dazu einen Weg, der in unserer Gesellschaft „seelische Störung" genannt wird, bei anderen muss der Körper das Übermaß durch Schmerzen und Krankheiten kompensieren, wieder andere suchen den Ausgleich in gesellschaftlich anerkannten Verhaltensweisen wie zum Beispiel ungesunder Ernährungsweise, überzogenem Karrierestreben und Vergnügungssucht.

Faktor 1: Veranlagung
Körperliche Voraussetzungen und Persönlichkeitsstruktur

Die körperliche Stressreaktion

Unser Nervensystem gliedert sich in einen Teil, den wir willkürlich beeinflussen können, und in einen anderen, der von unserem Willen unbeeinflusst tätig ist und *autonomes Nervensystem* genannt wird. Dieser Teil ist wieder in das aktivierende sympathische und das parasympathische System untergliedert. Das sympathische System setzt Energie frei, das parasympathische sorgt dafür, dass verbrauchte Energie wieder hergestellt wird.

Das sympathische und das parasympathische System sind Antagonisten, wie es in der Medizin heißt, was bedeutet: Gegenspieler, die einander begrenzen, ablösen und miteinander ein Ganzes bilden. Sie gleichen sich gegenseitig aus. Wenn diese beiden Systeme aus der Balance geraten und das sympathische nicht mehr genügend durch das parasympathische ausgeglichen wird, entsteht Stress im Übermaß.

In vielen Fällen reagiert unser Gehirn automatisch auf Sinnesreize, indem es sie als Bedrohungen oder Herausforderungen bewertet und darum den gesamten Organismus auf erhöhte Wachsamkeit und Aktivität einstellt. Ein kleiner Teil im Limbischen System, einer weit verzweigten Nervenstruktur, die sich zwischen dem Hirnstamm und dem Großhirn befindet, hat dabei die Hauptfunktion: Die *Amygdala*[1]. Das ist sozusa-

---
[1] Sie wird oft auch als „Mandelkern" bezeichnet.

gen die Alarmzentrale des Gehirns. Wie die Berufsfeuerwehr ist sie ständig in Bereitschaft. Wenn unsere Sinnesorgane gefährlich erscheinende Reize aufnehmen, befragt die Amygdala zunächst den Gedächtnisspeicher des Gehirns, ob es sich wirklich um eine ernsthafte Bedrohung handelt. Da die Information darüber sehr schnell zurückkommen muss, kann das Gedächtnisarchiv den Reiz nur oberflächlich prüfen. Lieber zehn mal umsonst erschrecken als einmal zu wenig, wenn es um das Leben gehen könnte! Wenn aus dem Archiv gemeldet wird, dass wahrscheinlich eine akute Bedrohung vorliegt, löst die Amygdala sofort den Alarm aus. Sie setzt das Gehirn in hellwachen Zustand und mobilisiert das sympathische Nervensystem, das uns „unter Strom" setzt, damit wir das Optimum an Leistung aus dem Organismus holen können.

Wenn die Amygdala eine akute Gefahr wittert, der nur durch rasche Flucht oder massiven Widerstand begegnet werden könnte, veranlasst sie eine Kettenreaktion von Hormonausschüttungen, die den Weg der sogenannten „Stressachse" einschlägt, an deren Ende die Ausschüttung des Stresshormons Cortisol in den Blutkreislauf steht. Ähnliche Ergebnisse kommen aber auch ohne die dramatischen „Schrecksekunden" zustande: Durch ungünstige Dauerreizung wie auch durch Veranlagung kann die Amygdala übersensibilisiert sein. Das äußert sich in besonders hoher Nervosität und Ängstlichkeit. Auch dann zeigen sich im Blutbild erhöhte Cortisolwerte.

Die Erregung als unmittelbare Reaktion auf den Stressor (so nennt man den Stress auslösenden Reiz) wird „Alarmphase" genannt. Wenn sie ihren Zweck erfüllt, folgt ihr die „Widerstandsphase", in der mit gesammelter Energie die Gefahr gemeistert werden kann. Danach schließt sich bei einer kontrollierten Stressreaktion die „Erschöpfungsphase" an, in der sich der Organismus wieder regeniert. Der Organismus löst automatisch die „Stressbremse" aus: Wenn ein bestimmtes Niveau des Cortisolspiegels im Blut erreicht ist, wird dadurch die Kettenreaktion der „Stressachse" blockiert und das parasympathische Nervensystem aktiviert, das den Organismus nun ruhig stellt.

Bei einer unkontrollierten Stressreaktion gerät dieser Ablauf entweder in der Alarmphase oder in der Erschöpfungsphase aus dem Gleichgewicht. Zum Beispiel tritt Panik an die Stelle der Widerstandsphase. Oder die Erschöpfungsphase führt nicht zur Regeneration, sondern sie „versumpft" sozusagen in Depression.

Man sollte meinen, dass chronisch stressgeplagte Menschen immer einen erhöhten Cortisolspiegel aufweisen. Stressforscher haben aber herausgefunden, dass es oft gerade umgekehrt ist. Sie erklären es sich damit, dass aufgrund eines Cortisol*mangels* bei diesen Betroffenen die „Stressbremse" nicht mehr funktioniert: Die Ampel an der Einfahrt zur Stressachse schaltet nicht mehr auf Rot, das parasympathische Nervensystem wird nicht mehr aktiviert und die natürliche Erschöpfungsphase findet nicht mehr statt.

Der chronische Mangel an Cortisol wird „Hypocortisolismus" genannt. Dirk Hellhammer, ein deutscher Stresswissenschaftler, schätzt, dass jeder Fünfte in der Bevölkerung davon betroffen ist. Die Symptome dieser Störung seien erhöhte Stress- und Schmerzanfälligkeit, Müdigkeit und Erschöpfung. Weil die körperliche Stressbremse nicht mehr richtig greift, komme es dazu, dass „die Nerven sozusagen dauernd blank liegen". Auch das Immunsystem reagiere ungünstig auf diesen Zustand.

> **Zusammenfassung**
>
> Stressreaktionen haben immer eine körperliche Komponente, die oft sogar dominiert. Der Körper versucht eigenständig, durch das vegetative Nervensystem und Hormonregulierung die Balance aufrechterhalten. Bei diesen Vorgängen spielen die Amygdala im Limbischen System des Gehirns als Stresszentrale des Nervensystems sowie das Stresshormon Cortisol die Hauptrollen. Chronische Überreizung der Amygdala und chronischer Mangel an Cortisol können den Stresspegel deutlich erhöhen.

Die Persönlichkeitsstruktur

Das Temperament

Der griechische Arzt Galen schrieb bereits im zweiten Jahrhundert n. Chr. Erkenntnisse über die Persönlichkeitsstruktur des Menschen auf, die für das Thema „Stress" sehr wichtig sind. Er behauptete zu recht, dass es vier Typen von Temperamenten gibt („Temperament" heißt eigentlich „richtige Mischung"). Galen stellte sich vor, dass bestimmte Körpersäfte für die unterschiedlichen Grundstimmungen verantwortlich seien. Den Namen dieser Flüssigkeiten entsprechend gab er den vier Temperamenten die Bezeichnungen „phlegmatisch", „sanguinisch", „cholerisch" und „melancholisch".

Galens Vermutung über die Körpersäfte war falsch. Darum sind auch die vier Bezeichnungen überholt. Aber die Tatsache, dass es die vier Temperamente wirklich gibt, wurde durch die neuzeitliche Psychologie vorbehaltlos bestätigt. Sinnvollerweise verwendet man heute andere Begriffe dafür: *Phlegmatiker* sind sowohl introvertiert als auch emotional stabil, *Sanguiniker* sind emotional stabil und extravertiert, *Choleriker* extravertiert und emotional flexibel und *Melancholiker* emotional flexibel und introvertiert.

Das Karlsruher Institut für Arbeits- und Sozialhygiene führte in den 90er Jahren eine Untersuchung mit 6000 Führungskräften durch. 85 Prozent der getesteten Personen litten unter übermäßigem Stress. Die Studie konnte auch zeigen, worin sich diese Menschen in ihrer Art unterschieden, auf Stress zu reagieren. Sie ließen sich in vier Gruppen aufteilen. Ungefähr zur selben Zeit legte der Münchner Psychologe Johannes Brengelmann das Ergebnis seiner Stressforschungen vor, das unabhängig von der Karlsruher Studie zustandegekommen war: Auch er unterschied vier Gruppen bei seinen Testpersonen: die „Übererregungstypen", die „Erfolgstypen", die „Stresstypen" und die „Untererregungstypen". Ebenfalls etwa zeitgleich kamen amerikanische Forscher zu dem Schluss, dass es vier „Stimmungstypen" gibt: Den „entspannt-müden", „entspannt-energischen", den „angespannt-energischen" und den „angespannt-müden". Sicher ahnen Sie es schon: Sowohl die Stresstypen als auch die Stimmungstypen entsprechen den Temperamentstypen. Übrigens lassen sich auch die vier Typen des bekannten DISG-Persönlichkeitsmodells (D=dominant, I=initiativ, S=stetig, G=gewissenhaft) den vier

Temperamenten zuordnen. Abbildung 4 gibt einen Überblick.

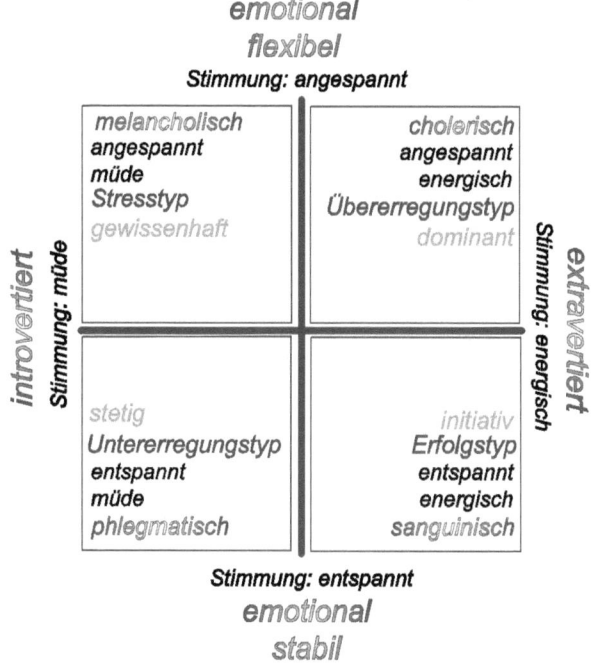

Abbildung 4: Die „guten alten" Temperamente begegnen uns heute im Gewand ganz unterschiedlicher Bezeichnungen.

Über den prozentualen Anteil der Vererbung beim Zustandekommen der Temperamente gehen die Meinungen der Fachleute auseinander. Einig sind sie sich aber darin, dass er hoch ist. Das bedeutet: Eine leichtere Erregbarkeit der Amygdala und ein Vorwiegen des sympathischen Nervensystems kann teilweise angeboren sein.

Test: Wie reagieren Sie bei Stress?

Überlegen Sie, welche Begriffe am besten zu Ihnen passen. Bestimmen Sie spontan Ihre persönliche Reihenfolge. Fragen Sie sich, welche Worte am besten Ihr persönliches Temperament charakterisieren. Numerieren Sie die Begriffe dementsprechend jeweils von 4 (am zutreffendsten) bis 1 (am wenigsten zutreffend).

1		Punkte	6		Punkte
a	passiv		a	vorsichtig	
b	dominant		b	anpackend	
c	zugewandt		c	charmant	
d	zurückgezogen		d	friedlich	
2			**7**		
a	achtsam		a	entschlossen	
b	ruhelos		b	zögerlich	
c	gleichmütig		c	nachgiebig	
d	sorglos		d	ungezwungen	
3			**8**		
a	nachdenklich		a	kritikfähig	
b	ruhig		b	gesellig	
c	gesprächig		c	tolerant	
d	engagiert		d	herausfordernd	

4		9	
a optimistisch		a verlässlich	
b abwartend		b impulsiv	
c geduldig		c tiefgründig	
d entschlussfreudig		d freundschaftlich	
5		**10**	
a antriebsschwach		a besorgt	
b bedrückt		b aktiv	
c reizbar		c gewinnend	
d oberflächlich		d bescheiden	

Die Auflösung finden Sie auf der nächsten Seite.

Auswertung

Stresstyp
Zählen Sie die Antworten von 1d, 2a, 3a, 4b, 5b, 6a, 7b, 8a, 9c, 10a zusammen.

Ergebnis: _____ Punkte.

Unterregungstyp
Zählen Sie die Antworten von 1a, 2c, 3b, 4c, 5a, 6d, 7c, 8c, 9a, 10d, zusammen.

Ergebnis: _____ Punkte.

Erfolgstyp
Zählen Sie die Antworten von 1c, 2d, 3c, 4a, 5d, 6c, 7d, 8b, 9d, 10c zusammen.

Ergebnis: _____ Punkte.

Übererregungstyp
Zählen Sie die Antworten von 1b, 2b, 3d, 4d, 5c, 6b, 7a, 8d, 9b, 10b zusammen.

Ergebnis: _____ Punkte.

Um sicher zu gehen, dass Sie alles richtig zusammengezählt haben, addieren Sie bitte die vier Ergebniswerte. Sie müssen miteinander die Zahl 100 ergeben.

Tragen Sie nun die Werte in die Skalen unten ein und verbinden Sie die Punkt miteinander zu einem Viereck (s. Abbildung 5 und 6).

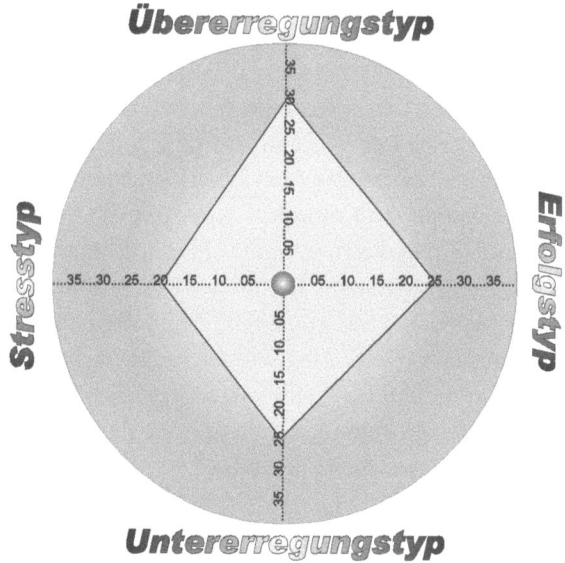

Abbildung 5: Tragen Sie unten auf diese Weise Ihre persönlichen Werte in das Koordinatensystem ein.

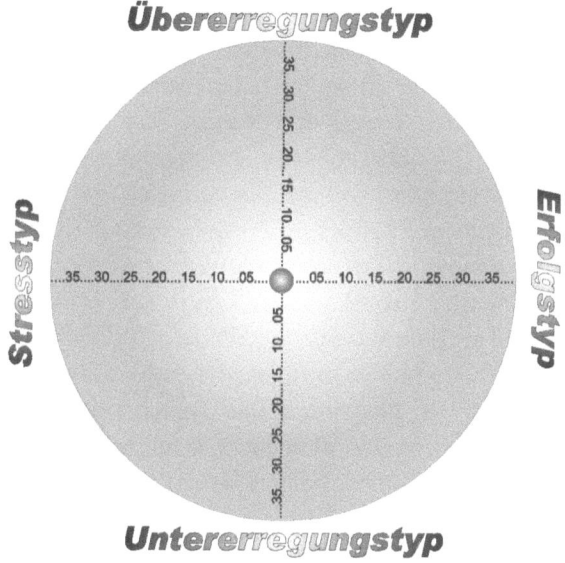

Abbildung 6: Hier können Sie nun Ihre persönlichen Stresskoordinaten eintragen.

Die vier Stresstypen

Beachten Sie bei den folgenden Beschreibungen bitte, dass es nicht *den* Typ in Reinform gibt. Jeder Mensch hat von allen Temperamenten etwas und alle möglichen Mischtypen sind möglich. Nur sind die Schwerpunkte unterschiedlich gelagert. Entsprechend wird natürlich auch nicht alles, was in der Beschreibung Ihres Typs steht, auf Sie zutreffen. Außerdem müssen Sie wissen, dass dieser Test wie auch der nächste zur Persönlichkeitsstruktur kein wissenschaftlich exaktes Ergebnis hervorbringen kann. Legen Sie das Ergebnis also bitte nicht „auf die Goldwaage".

Stresstyp

Sie neigen dazu, sich zurückzuziehen. Bei Kontakten sind Sie vorsichtig. Sie sind achtsam, nachdenklich und darauf bedacht, niemandem zur Last zu fallen. Oft sind Sie lieber allein. Sie haben nur wenig Freunde, meiden den Trubel und wirken eher scheu und distanziert. Sie sind gewissenhaft und bereit, sich einzufügen. Man kann sich auf Sie verlassen. Sie reagieren eher stark auf Kritik und Zurückweisung. Oft erleben Sie unangenehme Empfindungen wie Nervosität, Ängstlichkeit, Reizbarkeit oder Traurigkeit. Dann tendieren Sie auch zum Grübeln. Schnell fühlen Sie sich erschöpft. Obwohl Sie müde sind, können Sie manchmal nur schwer entspannen und finden keine Ruhe. Sie sind nicht sehr darauf bedacht, erfolgreich zu sein. Bei überhöhtem Stress neigen Sie zu Störungen des Magen-Darm-Systems.

Untererregungstyp

Den alltäglichen Belastungen begegnen Sie mit Gelassenheit. Sie verfügen über ein eher positives Selbstwertgefühl und sind in der Regel ausgeglichen und zufrieden. Sie neigen dazu, sich zurückzuziehen. Bei Kontakten sind Sie lieber vorsichtig. Sie sind oft gern allein. Sie haben nur wenig Freunde, meiden den Trubel und wirken gutmütig, aber auch etwas distanziert. Sie sind bereit, sich einzufügen. Man kann sich auf Sie verlassen. Sie ermüden relativ leicht, aber Sie bleiben dabei entspannt: Wenn Sie sich nicht überfordert fühlen, geht es Ihnen auch trotz Müdigkeit gut. Sie sind nicht besonders darauf bedacht, erfolgreich zu sein. Immer wieder erleben Sie sich unmotiviert und schieben Aufgaben vor sich her. Manchmal bemühen Sie sich nur wenig um Selbstdisziplin.

Erfolgstyp

Sie sind gesellig, lebhaft und mitteilsam und schließen rasch Freundschaften. Sie wirken aber manchmal auch oberflächlich und zu wenig ernsthaft. Gern sind Sie zu Unternehmungen und zu Abwechslung bereit und übernehmen dafür auch die Initiative. Sie mögen Spaß und Vergnügen und ziehen es vor, unter Leuten zu sein, weil Sie die Gemeinschaft lieben. Es fällt Ihnen leicht, charmant zu sein. Den alltäglichen Belastungen begegnen Sie mit Gelassenheit. Sie verfügen über ein eher positives Selbstwertgefühl und sind in der Regel ausgeglichen und zufrieden. Sie sind leicht in Stimmung zu bringen, können sich gut entspannen und dabei gleichzeitig konzentrieren. Sie sind nicht so schnell aus der Ruhe zu bringen. In der Regel fühlen Sie sich ausgeruht und voller Energie. Sie sind stark erfolgsorientiert. Für körperliche Stresskrankheiten sind Sie kaum anfällig. Sie können sich unverkrampft selbst disziplinieren.

Übererregungstyp

Sie reagieren eher stark auf Kritik und Zurückweisung. Oft kommen unangenehme Gefühle wie Ärger und Wut in Ihnen hoch und Sie sind schnell erschöpft. Sie sind gesellig, lebhaft und mitteilsam und schließen rasch Freundschaften, neigen aber auch anderen Menschen gegenüber zur Unachtsamkeit. Gern sind Sie zu Unternehmungen und Abwechslung bereit und ergreifen dafür auch die Initiative. Sie mögen Spaß und Vergnügen und sind viel unter Leuten, weil Sie die Gemeinschaft lieben. Es fällt Ihnen leicht, charmant zu sein. Sie fühlen sich zwar meist leistungsfähig, aber gleichzeitig auch angespannt. Das zeigt sich z.B. in Muskelverspannungen und erhöhtem Herzschlag. Oft empfinden Sie Leistungs- und Termindruck und sind dann auch leicht reizbar. Sie sind ehrgeizig, stark erfolgsorientiert und achten sehr darauf, sich unter Kontrolle zu haben. Bei überhöhtem Stress neigen Sie zu Störungen des Herz-Kreislauf-Systems.

Wer Probleme mit seinem Temperament hat, braucht zur Bewältigung ein doppeltes Motto: Erstens ist es seine Aufgabe, sich anzunehmen, wie er ist. Damit stellt er sich auch vernünftig auf den Vererbungsanteil ein. Zweitens kann jeder Mensch sein Temperament so weit verändern oder kontrollieren, dass es ihm und anderen kaum noch Probleme macht. Durch konsequentes Training können wir uns durchaus ein Stückweit von einem Temperamentstyp zum anderen bewegen. Dabei muss sich keiner gewaltsam verbiegen. Bereits kleine Wesensveränderungen können große Wirkung haben. Ein Sprichwort sagt: „Säe einen Gedanken und du erntest eine Tat. Säe eine Tat und du erntest eine Gewohnheit. Säe eine Gewohnheit und du erntest einen Charakter." Selten führen große Vorsätze zum Erfolg. Meist sind es viele immer wieder neue kleine Schritte auf einem langen, konsequenten Weg.

Dieser doppelte Tipp geht vor allem die „Stresstypen" an. Selbstannahme bedeutet für sie: Ich muss mein Temperament nicht negativ bewerten. Ich bin nur emotional flexibler als andere, die nichts aus der Ruhe bringen kann, die darum aber auch vielleicht langweilig und unbeweglich wirken, und ich bin nicht so oberflächlich wie manche meiner Gegentypen. Aber natürlich hat das auch Schattenseiten: Ich bin leichter zu beunruhigen und neige zu schwereren Gedanken. Darum muss ich an diesen Stellen auch mehr auf mich aufpassen. Ich bin anfälliger für Stress und muss darum mehr als andere auf Ausgleich und Entspannung achten.

„Übererregungstypen" sind zwar leistungsfähiger als „Stresstypen", aber sie sind deswegen nicht weniger durch die Auswirkungen von negativem Stress gefährdet als diese. Ihre emotionalen Ausbrüche können die Folge davon sein, dass sie sich sehr darum bemühen, kontrolliert zu bleiben und dabei die Realität ihrer unangenehmen Gefühle verdrängen. Wenn sich zu viel Unverarbeitetes gesammelt hat, „platzen" sie. Auch ihr Körper muss die tabuisierten Gefühle in sich aufnehmen, was sich oft in psychosomatischen Beschwerden zeigt.

Zusammenfassung

Ein Grundmuster der Stressreaktionen ist durch das Temperament festgelegt. Emotional stabile Temperamentstypen haben es mit Stress leichter als emotional flexible. Das hat auch Auswirkungen auf die Leistungsfähigkeit. Stresstypen brauchen mehr Ausgleich und Entspannung als andere. Ihre Gesundheit ist durch Stress in höherem Maß gefährdet. Jeder kann sein Temperament ein Stückweit verändern. Die Voraussetzung dafür ist aber, dass er es auch akzeptiert.

Die seelischen Grundbedürfnisse

Traditionell wird zwischen Temperament und *Charakter* unterschieden. Das Temperament gilt als die emotionale Grundausstattung, unter Charakter sind hingegen Grund*einstellungen* des Willens zu verstehen. Diese bilden sich zu weiten Teilen bereits in der frühen Kindheit an den *Lebenszielen* aus. Es mag Ihnen seltsam erscheinen, schon beim kleinen Kind von Lebenszielen zu sprechen. Aber es gibt tatsächlich einige davon, die uns bereits in die Wiege gelegt sind. Die Lebensziele des Menschen sind zunächst seine elementaren *Bedürfnisse*. Damit ist das gemeint, was der Mensch notwendig zum Leben *braucht*.

Vier seelische Grundbedürfnisse hat der Mensch von Anfang an: Er braucht *Kontrolle, Gemeinschaft, Lebensfreude* und *Eigenständigkeit*. Jeder Mensch hat diese Bedürfnisse gleichermaßen, aber jeder gibt ihnen sein eigenes Gewicht. Das eine Kind fürchtet, dass ihm die Erfüllung eines Bedürfnisses versagt bleiben könnte und beginnt deshalb, sich aufmerksam genau darauf zu konzentrieren, um nur ja nicht zu kurz zu kommen. Ein anderes Kind erlebt, dass ihm die Erfüllung des einen Bedürfnisses verweigert wird, dass es aber bei einem anderen bequem zum Ziel kommt. Darum konzentriert es sich auf die Erfüllung dieses anderen.

Nehmen wir zum Beispiel den kleinen Klaus. Er erfährt, dass die nervösen Eltern auf sein Bedürfnis nach Eigenständigkeit sehr oft mit Ablehnung und Strafe reagieren. Wenn er aber immer lieb ist und bei Widrigkeiten nicht wütend wird, sondern nur weint, erntet er ihre Zuneigung: Sein Bindungsbedürfnis findet Erfüllung. Außerdem erkennt Klaus, dass er seine Eltern glücklich machen kann, wenn er sehr sorgfältig ist. Wenn er aber neugierige Fragen stellt oder in seiner kindlichen Entdeckerfreude etwas anstellt, bekommt er ihren Widerstand zu spüren. Um den Segen der Erfüllung des Bindungsbedürfnisses nicht aufs Spiel zu setzen, opfert er Teile seiner Bedürfnisse nach Lebensfreude und Eigenständigkeit. Er nimmt aus seiner Kindheit die Einstellung ins spätere Leben mit, dass es am wichtigsten ist, lieb zu sein, niemand zu ärgern und immer achtsam seine Pflicht zu tun. Regungen, das Leben lustvoll zu genießen und seine Individualität zu bejahen und zu entfalten, empfindet er als Schuld. Andere Menschen, die so leben, lehnt er ab, aber heimlich beneidet er sie auch. Denn er hat ja dieselben Bedürfnisse wie sie, nur hat er sich bisher nicht erlaubt, sie bei sich selbst auch anzuerkennen. Darum darf er sie bei den anderen ebenfalls nicht bejahen.

Hinzu kommt, dass natürlich Charakter und Temperament wechselseitig aufeinander einwirken. Klaus war ein emotionales, unruhiges Baby. Er lernte bald, dass er seine Gefühle zurückhalten musste, um Liebe zu erfahren. So entwickelte er sich zu einem in sich gekehrten, wortkargen Kind. Da er aber nicht von Natur aus ein ruhiger Typ war, blieben die lebhaften Gefühle in ihm, auch wenn er sie nicht nach außen zeigte. Um sie dennoch bewältigen zu können, wurde er zu einem stillen Grübler und Denker.

Sie können sich vorstellen, dass Klaus mit diesen Grundeinstellungen zum Leben als Erwachsener einige Schwierigkeiten bekommen wird. Er schlägt die Musikerlaufbahn ein. Obwohl er hoch musikalisch und technisch sehr gut ist, vermag er sich im harten Konkurrenzkampf um begehrte Anstellungen bei Orchestern nicht durchzusetzen. Er wird Musiklehrer. Zwar kümmert er sich gern und aufopferungsvoll um seine Schüler, aber er versteht es nicht sehr gut, den Stoff zu vermitteln und zum Lernen zu motivieren. Er übernimmt zu wenig Initiative und geht nicht genug aus sich heraus, um andere zu begeistern. Die Schulleitung bürdet ihm, dem stets freundlichen Mitarbeiter, einige Sonderverpflichtungen auf. Klaus will alles ganz genau machen und seine Vorgesetzten auf keinen Fall enttäuschen. Aber dadurch wird die Belastung bald zu groß und Klaus wird schließlich depressiv. Der Schulleiter teilt ihm mit, er sei zu wenig belastungsfähig. Klaus glaubt es, aber mehr noch denkt er, dass er sich schuldig gemacht hat.

Was würden Sie Klaus vorschlagen? Vielleicht würden Sie sagen: „Du musst lernen, mehr an dich selbst zu denken und deine eigenen Interessen zu vertreten. Du machst Dir zu viele Gedanken, wie Du andere Menschen zufrieden stellen kannst. Dadurch kommst du selbst dauernd zu kurz, brennst aus und deine Gaben kommen lange nicht so zur Entfaltung, wie sie könnten und sollten." Intuitiv würden Sie Klaus somit empfehlen, für ein Gleichgewicht seiner vier seelischen Grundbedürfnisse zu sorgen. Um ihm zu helfen, würden Sie mit ihm über Wege nachdenken, seine Eigenständigkeit und seine individuelle Lebensfreude zu entdecken und zu entwickeln.

Der Stressfaktor „Veranlagung" besteht nicht nur aus Voraussetzungen des Körpers und des Temperaments, sondern auch aus Defiziten in der Erfüllung der seelischen Grundbedürfnisse.[2] Um hier die Balance von Herausforderungen und Ressourcen herstellen zu können, sollten Sie Ihre persönlichen Bedürfnisschwerpunkte mit ihren Einseitigkeiten kennen. Dazu dient Ihnen der zweite Test.

Test: Welcher Bedürfnistyp sind Sie?

Bestimmen Sie spontan Ihre persönliche Reihenfolge der folgenden Begriffe. Fragen Sie sich dabei nicht, welche dieser Worte Sie bevorzugen *sollten*, sondern überlegen Sie lediglich ganz ungezwungen, wie angenehm oder unangenehm sie Ihnen erscheinen. Numerieren Sie die Begriffe dementsprechend jeweils von 4 (am angenehmsten) bis 1 (am wenigsten angenehm).

---

[2] Wir wollen an dieser Stelle auf die körperlichen Grundbedürfnisse wie Essen und Trinken nicht näher eingehen, da sie unmittelbar mit den seelischen zusammenhängen. Zum Beispiel beeinträchtigen Hunger, Krankheit und Schmerzen beträchtlich das Bedürfnis nach Lebensfreude, das in der Fachliteratur auch als Bedürfnis nach „Maximierung des Lustempfindens und Minimierung des Schmerzlichen" definiert wird.

1		Punkte	6		Punkte
a	Selbständigkeit		a	Beständigkeit	
b	Anteilnahme		b	Nähe	
c	Lernfähigkeit		c	Freiraum	
d	Gewissenhaftigkeit		d	Beweglichkeit	
2			**7**		
a	Verlässlichkeit		a	Selbstfindung	
b	Fortschritt		b	Selbsthingabe	
c	Harmonie		c	Selbstbeherrschung	
d	Effektivität		d	Selbstachtung	
3			**8**		
a	Kreativität		a	Mitgefühl	
b	Erlebnis		b	Anerkennung	
c	Übersicht		c	Orientierung	
d	Fürsorge		d	Vitalität	
4			**9**		
a	Beziehung		a	Sinn	
b	Sicherheit		b	Erneuerung	
c	Mut		c	Wettkampf	
d	Wohlbefinden		d	Mitleid	

5		**10**	
a Individualität		a Sachlichkeit	
b Dynamik		b Warmherzigkeit	
c Miteinander		c Unkonventionalität	
d Struktur		d Korrektheit	

Die Auflösung finden Sie auf der nächsten Seite.

Auswertung

Bedürfnis nach Kontrolle
Zählen Sie die Antworten von 1d, 2a, 3c, 4b, 5d, 6a, 7c, 8c, 9a, und 10d zusammen.

Ergebnis: _____ Punkte.

Bedürfnis nach Gemeinschaft
Zählen Sie die Antworten von 1b, 2c, 3d, 4a, 5c, 6b, 7b, 8a, 9d, und 10b zusammen.

Ergebnis: _____ Punkte.

Bedürfnis nach Lebensfreude
Zählen Sie die Antworten von 1c, 2b, 3a, 4d, 5b, 6d, 7a, 8d, 9b und 10c zusammen.

Ergebnis: _____ Punkte.

Bedürfnis nach Eigenständigkeit
Zählen Sie die Antworten von 1a, 2d, 3b, 4c, 5a, 6c, 7d, 8b, 9c und 10a zusammen.

Ergebnis: _____ Punkte.

Gehen Sie nun weiter so vor wie oben bei den Stresstypen.

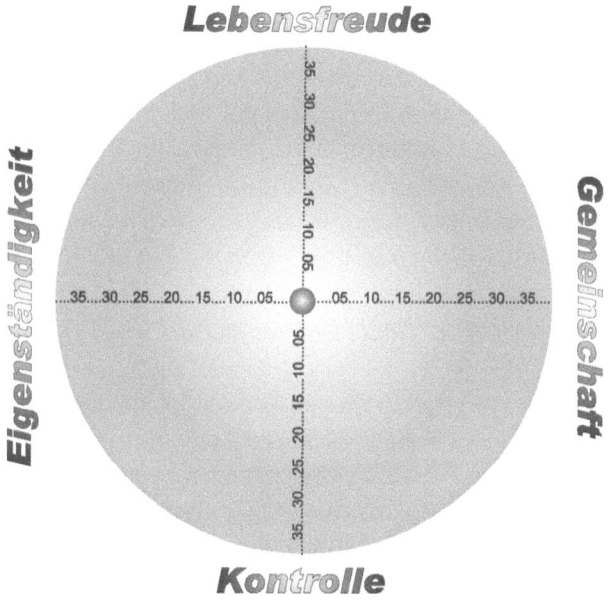

Abbildung 7: Tragen Sie hier Ihre persönlichen Bedürfniswerte ein.

Der vier Bedürfnistypen

Das Bedürfnis nach Kontrolle

Bei hohen Werten in diesem Bereich ist anzunehmen, dass es für Sie besonders wichtig ist, Orientierung und Übersicht zu haben sowie Sinnzusammenhänge zu erkennen. Sicherheit und Stabilität sind für Sie von übergeordneter Bedeutung. Sie sind gewissenhaft, erfüllen treu Ihre Pflichten und haben klare Moralvorstellungen. Die Tradition liegt Ihnen näher als der Fortschritt. Sie mögen die Ordnung und können sie auch besser wahren als andere, dabei neigen Sie aber auch dazu, Dinge zu genau zu nehmen. Sie haben einen Sinn für das Detail und lieben klare Strukturen.

Wenn Ihre Werte in diesem Bereich niedrig sind, ist Disziplin wahrscheinlich nicht Ihre Stärke. Sie handeln gern aus dem Impuls heraus. Sich an klare Ordnungen wie Pünktlichkeit zu halten, fällt Ihnen eher schwer. Konservative Moralideen mögen Sie nicht. Wenn Sie Entscheidungen treffen, wollen Sie lieber nicht an mögliche negative Folgen denken müssen.

Das Bedürfnis nach Gemeinschaft

Bei hohen Werten in diesem Bereich ist anzunehmen, dass für Sie soziale Geborgenheit Priorität beansprucht. Darum sehen Sie sich auch besonders nach vertrauensvoller Nähe. Sie mögen das Sanfte, suchen Harmonie und entschuldigen gern die Schwächen der anderen Menschen. Sie sind ihnen mitfühlend zugewandt und helfen gern, besonders den Schwachen. Ihr Umfeld erlebt Sie als gutmütige und warmherzige Person. Wenn Sie Verantwortung übernehmen, neigen Sie dazu, sich ganz hinzugeben und aufzuopfern.

Wenn Ihre Werte in diesem Bereich niedrig sind, gehen Sie wahrscheinlich lieber Ihren eigenen Weg und es macht Ihnen Mühe, von anderen beansprucht zu werden. Hilfeleistungen überlassen Sie lieber Institutionen, Experten und solchen Menschen, die dafür „eine Ader" haben. Appelle zur Rücksichtnahme halten Sie oft für übertrieben. Bei sanften Menschen vermuten Sie übermäßige Weichheit. Teamarbeit mögen sie nicht besonders. Zu viel Nähe und Vertrauen ist Ihnen suspekt.

Das Bedürfnis nach Lebensfreude

Bei hohen Werten in diesem Bereich ist anzunehmen, dass Sie am liebsten tun, wozu Sie gerade Lust haben. Sie wollen sich nicht durch Normen einschränken lassen, die Ihrer spontanen Selbstentfaltung im Weg stehen würden. Darum lieben Sie die Freiheit. Sie wollen kreativ sein und lassen Ihrer Fantasie freien Lauf. Sie erweitern gern Ihren Horizont und sind deswegen vielseitig interessiert. Das Heute ist Ihnen wichtiger als Vergangenheit und langfristige Zukunft. Sie wollen Abwechslung: Es würde sie langweilen, wenn alles beim Alten bliebe. Sie bevorzugen Fortschritt, Veränderung und Unkonventionalität. Auf Ihrer Suche nach Sinn wollen Sie immer unterwegs bleiben. Sie haben Angst davor, festgelegt und festgehalten zu werden. Darum können Sie sich auch nur schwer mit klaren Strukturen anfreunden.

Wenn Ihre Werte in diesem Bereich niedrig sind, bevorzugen Sie es wahrscheinlich, sich in Ihrem Denken an Bestehendem zu orientieren. Neuigkeiten zu erfahren und zu entdecken reizt Sie weniger. Einfache und klare Zusammenhänge haben Sie lieber als komplexe, schwer zu überschauende Themen. Routinetätigkeiten ziehen Sie neuen Herausforderungen vor. Statt mit fantastischen Überlegungen „abzuheben", fragen Sie nach dem nüchternen Praxisbezug.

Das Bedürfnis nach Eigenständigkeit

Bei hohen Werten in diesem Bereich ist anzunehmen, dass Ihr Verlangen nach Autonomie und nach der Erfahrung, Ihren besondern Wert im Vergleich zu den Mitmenschen zu definieren, besonders ausgeprägt ist.

Darum haben Sie eine kämpferische Lebenseinstellung. Sie bejahen Wettkampf und Wagnis und freuen sich am Abenteuer. Sie können sich auch „kaltblütig" verhalten, hart sein und ihre eigenen Ansprüche durchsetzen. Sie suchen ehrgeizig den Erfolg. Wenn Sie Verantwortung übernehmen, wollen Sie Ihre Unabhängigkeit bewahren und Sie suchen sich Aufgaben, bei denen Sie „heldenhafte" Tatkraft beweisen können. Sie wirken auf Ihre Mitmenschen manchmal etwas unnahbar und distanziert. Sie bevorzugen Sachen und Sachlichkeit; Gefühlen gegenüber sind Sie eher unsicher, Rationalität liegt Ihnen mehr. Sie haben Angst davor, von anderen Menschen vereinnahmt zu werden. Darum wollen sie ihnen lieber nicht allzu nah kommen.

Wenn Ihre Werte in diesem Bereich niedrig sind, scheuen Sie die Auseinandersetzung wahrscheinlich eher, passen sich gern an und vermeiden das Risiko. Sie gebrauchen nicht gern „Ihre Ellenbogen" und haben es deswegen auch öfters schwer, sich durchzusetzen.

Zusammenfassung

Unsere Grundeinstellungen zum Leben werden durch die seelischen Grundbedürfnisse bestimmt. Den frühkindlichen Erfahrungen entsprechend setzt jeder Mensch seine individuellen Schwerpunkte für die Erfüllung dieser Bedürfnisse. Dadurch entstehende Einseitigkeiten können im Lauf des Lebens zu negativem Stress führen. Um das zu verhindern, sollten Sie Ihre persönlichen Bedürfnisschwerpunkte kennen und gesunde Gegengewichte schaffen.

Das spirituelle Grundbedürfnis

„Gott ist nicht ferne von einem jeden unter uns. Denn in ihm leben, weben und sind wir", heißt es einmal in der Bibel.[3] Die Ahnung, dass Gott uns nah ist, hat zwei Seiten: Sie macht uns Angst und sie lässt uns hoffen. Die existenzielle Angst vor dem übermächtigen Absoluten, das uns in der Begrenztheit unseres Lebens begegnet, ist von den Philosophen als unausweichliche Tatsache festgestellt worden. Wir können ihr nicht entgehen, wir können nur versuchen, mit ihr zurechtzukommen.

Die Kehrseite dieser existenziellen Angst ist das existenzielle Bedürfnis. Jedes der vier seelischen Grundbedürfnisse weist über sich hinaus auf ein dahinter liegendes spirituelles Bedürfnis:

1. Das existenzielle Verlangen hinter dem Bedürfnis nach Kontrolle ist *die Sehnsucht nach vollkommener Sicherheit und umfassendem Sinn.* Sie treibt zum Beispiel glaubende Menschen an, die bis in kleinste Details hinein erforschen und klären wollen, was die Bibel über die Vorherbestimmung des Menschen, über Gottes Heilsplan und die letzten Dinge sagt.
2. Das existenzielle Verlangen hinter dem Bedürfnis nach Gemeinschaft ist *die Sehnsucht nach vollkommener Liebe und Geborgenheit;* die Psychologie spricht hier vom *Urvertrauen.* Von ihr sind Glaubende inspiriert, die besonders das liebevolle Miteinander als Inhalt des Christentums betonen.
3. Das existenzielle Verlangen hinter dem Bedürfnis nach Lebensfreude ist *die Sehnsucht nach vollkom-*

---
[3] Apostelgeschichte 17,27-28.

mener Freiheit ohne jede Angst. Es prägt Glaubende, die sich vor allem gegen Gesetzlichkeit und Unterdrückung einsetzen und mit Luther proklamieren: „Ein Christenmensch ist ein freier Herr über alle Dinge und niemand untertan".
4. Das existenzielle Verlangen hinter dem Bedürfnis nach Eigenständigkeit ist *die Sehnsucht danach, eine einzigartige Persönlichkeit mit unverlierbarem Wert zu sein.* Davon lassen sich Glaubende leiten, die besonders die Entscheidungsfreiheit des einzelnen, die Verschiedenartigkeit der Gaben und die gegenseitige Toleranz herausstellen.

Dem individuellen Schwerpunkt des spirituellen Bedürfnisses entspricht das individuelle Gottesbild. Jedem der vier Bedürfnistypen stellt die Lehre der Bibel auch eine Vorstellung von Gott zur Verfügung, die dazu passt.

Seelisches Grundbedürfnis	Spirituelles Grundbedürfnis	Passendes Gottesbild
Kontrolle	Vollkommene Sicherheit, umfassender Sinn	Gott ist Herr. - Der allmächtige Schöpfer, dem nichts unmöglich ist, dem auch nichts entgeht, dessen Gedanken und Pläne viel höher und weiser als unsere sind, dem sich am Ende der Zeiten alle Knie beugen werden, der das Böse bestraft und Gerechtigkeit belohnt. 1. Mose 1,1ff; 1. Samuel 2,10; Hiob 40-42; Psalm 96,13; Psalm 121; Jeremia 32,27; Jesaja 55,8f; Philipper 2,9-11; 1. Korinther 15,20-28.

Gemeinschaft	Vollkommene Liebe und Geborgenheit	Gott ist Liebe. - Der Mensch gewordene barmherzige und geduldige Gott, der sein Leben für uns opfert, uns die Schuld vergibt, uns annimmt, wie wir sind und der sich freundlich um unsere Probleme kümmert. Jeremia 31,3; Markus 10,13-16; Lukas 10,25ff; Johannes 3,16; Johannes 10,11; Johannes 13, 34f; Johannes 15, 9ff; Römer 8,38f; 1. Johannes 4,17.
Lebensfreude	Vollkommene Freiheit ohne jede Angst	Gott ist Befreier. - Der Retter aus Unterdrückung und Gefangenschaft, der sich besonders der Schwachen annimmt und den Mächtigen widersteht, der Erneuerer, der aus Enge in die Weite führt, der Bindungen löst und der den Weg der Gesetzlichkeit für ungültig erklärt. 2. Mose 13,3; Psalm 31,8; Psalm 146,7; Jesaja 9,1ff; Jesaja 61,1; Markus 2,21ff; Markus 5,1ff ; Römer 8,2; 2. Korinther 3,17.
Eigenständigkeit	Einzigartige Persönlichkeit mit unverlierbarem Wert	Gott ist Vater. - Der individuell Fürsorgen-de, der den einzelnen so wertschätzt wie eine Mutter ihr einziges Kind, der frei gibt, ohne aufzugeben, der begabt und fördert, damit der einzelne Erfüllung in der Aufgabe findet, mit der er der Gemeinschaft seinen Gaben gemäß dient. 1. Mose 3,21; Psalm 8; Psalm 139; Jesaja 43,1; Jesaja 66,13; Matthäus 6,25ff; Lukas 15,7.10ff; Johannes 10,27; 1. Korinther 12; Gal. 4,6f.

Der bekannte Entwicklungspsychologe Erik Erikson beobachtete, „daß es Millionen von Menschen gibt, die ohne Religion nicht leben können; diejenigen, die sich rühmen, keine zu haben", kämen ihm vor „wie Kinder, die im Dunkeln singen". Wenn das spirituelle

Bedürfnis nicht nur eine Spezialität religiös Interessierter ist, sondern alle Menschen seine Erfüllung zutiefst *brauchen*, dann muss seine mangelhafte Erfüllung ein wesentlicher Stressfaktor sein. Die Gesundheitsforschung bestätigt das mehr und mehr. Zum Beispiel fand der Mediziner und Psychologe Ronald Grossarth-Maticek in einer zwanzigjährigen Studie heraus, dass es 15 Faktoren gibt, von denen es abhängt, ob ein Mensch eine hohe Lebenserwartung bei guter Gesundheit hat. Ein Faktor überragte dabei alle anderen bei weitem. Grossarth-Maticek nannte ihn die „positive Gottesbeziehung".

Spiritualität ist die Mitte der seelischen Bedürfnisse. Wie sich die Blütenblätter einer Blume um ihr Zentrum lagern und von diesem her zu einer Einheit geformt werden, wie sie umgekehrt alle miteinander über sich selbst hinaus auf das Zentrum bezogen sind und ihm die Form geben, so verhalten sich die vier seelischen Bedürfnisse und das spirituelle Bedürfnis zueinander (Abbildung 8). Miteinander bilden sie ein Ganzes. Das spirituelle Bedürfnis ist dabei nicht nur ein Blütenblatt unter anderen, sondern es hat entscheidende Bedeutung für den Zusammenhalt des Ganzen. Das meinte schon der alte Kirchenvater Augustinus mit seinem berühmten Gebet: „Zu dir hin hast du uns erschaffen, und ruhelos ist unser Herz, bis es Ruhe findet in dir."

Kehren wir wieder zu Klaus zurück. Als er ans Ende seiner Kräfte gekommen ist, sucht er Zuflucht und Besinnung in einem christlichen Einkehrhaus, wo für den Leib gut gesorgt ist, wo ihm freundliche Menschen unaufdringlich zum Gespräch zur Verfügung stehen, wo er abseits von den Alltagspflichten zu Ru-

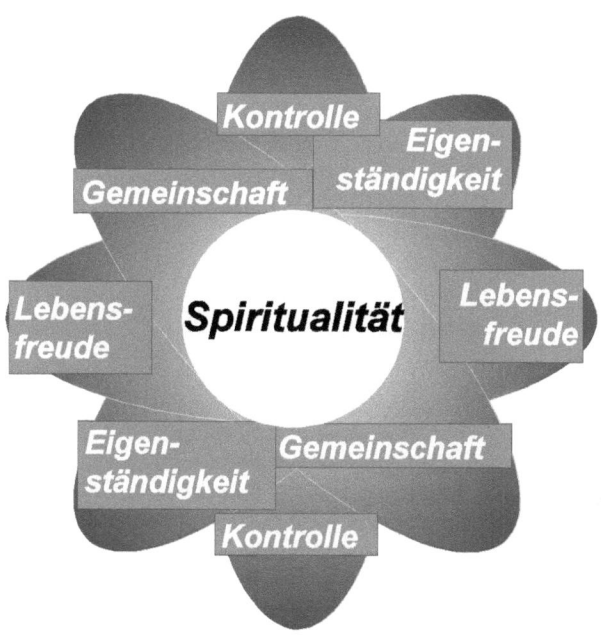

Abbildung 8: Die vier seelischen Grundbedürfnisse lagern sich um das Hauptbedürfnis nach Spiritualität herum.

he und Besinnung kommen kann. Endlich wird er einmal still und kann darüber nachdenken, was das Wichtigste für sein Leben ist. Klaus erkennt die Einseitigkeiten seiner Grundeinstellungen zum Leben. Er hatte sich zu sehr von den Bedürfnissen nach Gemeinschaft und Kontrolle bestimmen lassen und die Bedürfnisse nach Lebensfreude und Eigenständigkeit vernachlässigt. Sein Elternbild hatte er auf Gott übertragen: Weil seine Eltern ihn für Gewissenhaftigkeit und Anpassung belohnten und für Unternehmenslust, Eigeninitiative, Neugierde und Risiko bestraften, glaubte er, auch Gott würde so unterscheiden. Er überdenkt sein Gottesbild und beginnt zu begreifen, dass Gott sein wahrer Vater ist, für den er in seiner Individualität einzigartig wertvoll ist, und dass Gott sein Befreier ist, der ihm die Tür aus dem Gefängnis des Müssens und Nicht-Dürfens weit geöffnet hat. Daraus schöpft er den Mut zum neuen Anfang. Er entschließt sich, eigenständiger zu werden, besser für sich selbst zu sorgen und das Leben um des Lebens willen zu bejahen, zu entdecken und dankbar zu genießen.

> ***Zusammenfassung***
>
> Das spirituelle Grundbedürfnis ist Hintergrund und Mitte der seelischen Grundbedürfnisse. Unsere spirituellen Prioritäten setzen wir unseren seelischen Bedürfnissen entsprechend. Daraus geht auch unser Gottesbild hervor. Die Balance hängt entscheidend von der spirituellen Mitte ab. Prüfen Sie darum Ihr persönliches Gottesbild und nehmen Sie sich vor, es um die Aspekte zu bereichern, die Sie bisher zu wenig wahrgenommen haben.

Faktor 2: Belastung

Die Stressoren lassen sich in drei Hauptbereiche untergliedern:

1. ***Einzelne Ereignisse, die uns geradezu überrollen.*** Wir können uns ihrem stressverursachenden Einfluss nicht entziehen. Sie wirken so massiv auf uns, dass es „selbst den stärksten Mann umhaut", wie man zu sagen pflegt. Sie haben mehr oder weniger traumatischen Charakter. Am schlimmsten ist es, wenn solche Erfahrungen sich unglücklich verketten. Das Sprichwort „Ein Unglück kommt selten allein" ist zwar keine allgemeine Wahrheit, aber bei vielen Schicksalen drängt es

sich auf. Ein Beispiel dafür ist die biblische Geschichte von Hiob.
2. ***Belastungen, die kein Ende zu haben scheinen.*** Für sich genommen müssen diese Ereignisse gar nicht schlimm sein. Die Stressfoscher sprechen dann *Mikrostressoren*. Erst die Summe macht sie zum Problem. Es sind vor allem die eher unscheinbaren Widrigkeiten des Alltags, wenn „eins zum andern" kommt. Wir wehren uns dagegen, aber sie scheinen in unser tägliches Leben eingewoben zu sein, als gehörten sie einfach dazu. Wie kleine Fliegen, die ständig um den Kopf herum schwirren, bekommen wir sie nicht zu fassen; hat man eine erwischt, sind gleich hundert andere da. Statistisch gesehen sind sie eine noch größere Quelle für negativen Stress als traumatische Erfahrungen.
3. ***Ereignisse, die auf individuelle Schwachstellen treffen.*** Zu weiten Teilen ist Leiden etwas Subjektives: Was für den einen sehr schwer zu ertragen ist, kann der andere problemlos bewältigen. Jeder hat seine ganz persönlichen wunden Stellen. Wenn sie berührt werden, reagiert er heftig und erlebt das als negativen Stress.

Inhaltlich lassen sich diese Belastungsfaktoren auch wieder in drei Hautgebiete aufgliedern:

➜ ***Gesellschaft, Freizeit und Arbeit***
➜ ***Körperliche Überforderungen*** und
➜ ***Beziehungsstress***.

Gesellschaft, Freizeit und Arbeit

Heiko Ernst, ehemals Chefredakteur der Zeitschrift „Psychologie heute", hält Stress für das „Leitsyndrom unserer Epoche." Er hat wohl recht damit. Denn die Lebensbedingungen unserer Zeit sind entsprechend. Den beinahe allgegenwärtigen gesellschaftlichen Stressoren können wir uns kaum entziehen. Wir sind mit *kulturellen Zwängen* und Eigenheiten, der ständigen *Überflutung mit Neuigkeiten*, dem *Freizeitstress*, ungünstigen *Bedingungen am Arbeitsplatz*, *Arbeitssucht* und *Arbeitslosigkei*t konfrontiert.

1. **Kulturelle Zwänge.** Verhaltensforscher haben festgestellt, dass die Forderungen und Nötigungen anderer Menschen, nämlich das, was „man" scheinbar zwingend zu tun und zu lassen hat, eine herausragende Rolle bei der Erzeugung von negativem Stress spielen. Vieles scheint uns die Kultur einfach überzustülpen, der wir jeweils angehören. Kulturelle Verpflichtungen sind oft lebensfeindlich: Grundbedürfnisse werden eingeschränkt, Werte erfahren einseitige Betonung, Rollenverteilungen führen zu unmenschlichen Verbiegungen, Vorurteile grenzen unbarmherzig aus. In der Bibel fällt auf, wie sehr die Evangelien betonen, dass sich Jesus immer wieder sehr deutlich gegen solche schädigenden Auswirkungen kulturbedingter Konventionen gewandt hat, indem er zum Beispiel lebensfeindliche Sabbatverordnungen der Pharisäer außer Kraft setzte. Davon spricht Jesus wahrscheinlich auch, wenn er dazu auffordert, „die Toten ihre Toten begraben" zu lassen.[4] Wir sollen uns nicht durch gesellschaftliche Zwänge davon

---

[4] Lukas 9,60.

abhalten lassen, uns um das zu kümmern, was wirklich wesentlich ist!
2. **Kulturelle Eigenheiten.** Es lässt sich statistisch nachweisen, dass es Nationen gibt, in denen das Gefühl der Unsicherheit und Ängstlichkeit deutlich mehr verbreitet ist als anderswo. Dazu gehören auch die mitteleuropäischen Staaten. Außerdem herrscht hier der Individualismus vor. Auf die wirtschaftliche Produktivität hat dieses Kombination zwar eigentlich eine positive Wirkung, weil die Leistungsbereitschaft erhöht ist, aber der Stresspegel ist es auch. Das Klima der Angst begünstigt in solchen Ländern Fanatismus und Fremdenfeindlichkeit. Je mehr der Stresspegel ansteigt, desto größer scheint auch die Intoleranz zu werden. Es muss uns zu denken geben, dass Deutschland, Italien und Japan, die drei kriegstreibenden Verbündeten im Zweiten Weltkrieg, alle auf der Vergleichsskala der Unsicherheit und Ängstlichkeit ziemlich weit oben liegen.
3. **Die ständige Überflutung mit Neuigkeiten.** Heutzutage „muss" man sich andauernd auf Neues einstellen. Wer nicht hellwach ist, so scheint es, der versäumt seine Chancen. Denken Sie nur zum Beispiel an die Wahl des billigsten Handytarifs! Selbst so etwas ist zu „einer Wissenschaft für sich" geworden und wer nicht bereit oder fähig ist, sich fortlaufend in neue Details zu vertiefen, muss fürchten, den Anschluss zu verpassen. Aber der andauernde Druck, sich mit neuen Informationen zu versorgen und sich neuen Situationen anzupassen, mündet sehr häufig in negativen Stress. Der „Datensmog" raubt uns den Atem. Die Fassungskapazität des menschlichen Gehirns für Datenmengen ist begrenzt. Wenn sich auch die Gehirne der

heranwachsenden „Netgeneration" immer besser auf das Erfassen schnell wechselnder und parallel laufender Informationen einstellen, hat der menschliche Kopf doch nur begrenzte Kapazitäten für das, was man in der Computerwelt heute als „Multitasking" bezeichnet. Die Überfülle der Sinneseindrücke, die unser Gehirn zu verarbeiten hat, besteht zu einem großen Teil aus akustischen Reizen. Eine bedrohlich Folge, die immer mehr Menschen unserer Gesellschaft belastet, ist der *Tinnitus*, ein quälendes Ohrgeräusch, das sich nicht abstellen lässt. Vielleicht muss man ihn als das schrille Alarmsignal des reizüberforderten Gehirns deuten.

4. **Freizeitstress.** Wir haben heute so viel freie Zeit wie noch nie und dennoch meinen wir, so wenig davon zu haben wie noch nie. Unsere Zeitprobleme liegen viel weniger an der fehlenden Zeit*menge* als an der zweifelhaften Zeit*gestaltung*. Um wirklich Segen aus den „Segnungen" der Freizeitindustrie zu schöpfen, brauchen wir viel Disziplin. Sonst vertreiben wir uns damit die Zeit, statt sie sinnvoll zu *füllen*. Freie Zeit bekommt uns auf die Dauer nur, wenn sie Struktur hat, was nichts anderes bedeutet als Sinn und Ziel. Strukturlose Freizeit ist *Müßiggang,* verantwortete, haushalterisch gefüllte Freizeit ist *Muße*. Müßiggang ist nicht moralisch minderwertig, sondern sein Problem liegt darin, dass er sich sehr schnell in Langeweile verwandelt. Als Lange-Weile vertreibt er aber die Zeit nicht mehr. Darum muss er künstlich aufgefrischt werden, um weiterhin die Pseudolebendigkeit des Zeitvertreibs zu bewirken. Das ist ein Vorgang ohne Ende. Ständig müssen neue Sensationen produziert werden. Alles geht darum, dass irgendwie ein

neuer emotionaler Kitzel zustande kommt. Daran arbeitet die Medien- und Freizeitindustrie Tag und Nacht auf Hochtouren. Mit bleibendem Erfolg.

5. **_Ungünstige Bedingungen am Arbeitsplatz._** Die Analysen des Glücksforschers Mihaly Csikszentmihalyi haben gezeigt, dass die Arbeit an sich eher positiven Stress erzeugt. Die Menschen fühlen sich bei der Arbeit sogar im Durchschnitt noch wohler als bei ihren Freizeitbeschäftigungen. Das ist aber nur dann der Fall, wenn die Arbeitsbedingungen entsprechend sind. Sie sind insgesamt in den vergangenen Jahren deutlich schlechter geworden. Als besonders gewichtiger Stressfaktor hat sich der Mangel an Kontrolle über die beruflichen Aufgaben herausgestellt. Er scheint besonders durch den erhöhten Termin- und Leistungsdruck verursacht zu sein.

6. **_Arbeitslosigkeit._** Kurzzeitarbeitslosigkeit ist insgesamt noch kein sehr großes Stressproblem. Aber wenn der Zustand anhält, wird es oft schlimm. Das betrifft ungefähr ein Drittel der Arbeitslosen in Deutschland. Langzeitarbeitlosigkeit wird von den Betroffenen oft geradezu als Trauma erlebt und kann massiven negativen Stress zur Folge haben. Die Hoffnung auf Veränderung schwindet und damit auch die Motivation, etwas dagegen zu unternehmen; Depression macht sich breit. Die dauernde Erfolglosigkeit und der Eindruck, nicht gebraucht zu werden, nagen am Selbstbewusstsein der Betroffenen. Besonders schwer wird es für Personen, die finanzielle Verantwortung für andere tragen und weder eine lange zeitliche Perspektive für ihr ihr Berufsleben mehr vor sich noch ausreichend finanzielle Rücklagen haben.

7. **Arbeitssucht.** „Nicht wenige Männer haben ein Verhältnis mit ihrem PC. Ein besseres Verhältnis als zu ihren Freundinnen, Frauen und Famlien", findet der Wirtschaftpublizist Rolf Breitenstein. Man(n) kann sich nicht nur in die Arbeit verlieben, sondern sie kann zur Sucht werden. Seit 30 Jahren ist dafür das Kunstwort *Workaholic* im Umlauf, und es wir nicht ohne Grund so oft gebraucht. Wer das Endstadium dieser Sucht erreicht hat, ist völlig ausgebrannt.

Nicht nur Arbeitssüchtige brennen aus. „*Burn out*" ist die typischste aller Störungen durch Stress, denn es handelt sich schlicht und einfach um das Resultat eines chronischen Ungleichgewichts von Ressourcen und Herausforderungen. Besonders gefährdet sind Personen, die eine überdurchschnittliche Neigung dazu haben, sich übermäßigen Leistungsstress zu machen oder machen zu lassen. Das sind vor allem sehr motivierte, einsatzbereite, idealistische und zielstrebige Menschen, die einmal „Feuer und Flamme" waren. Ausbrennen kann nur jemand, der zuvor gebrannt hat!

Anscheinend ist ein Beruf, in dessen Mittelpunkt die unmittelbare Begegnung mit Menschen steht, stressreicher als die Beschäftigung mit Dingen und geistigen Produkten. Das schlägt sich darin nieder, dass Burnout am häufigsten bei Lehrern und in den Pflegeberufen vorkommt. Erschütternd viele Lehrer und Pflegeberufler beenden Ihre Berufstätigkeit vorzeitig, weil sie ausgebrannt sind. Solche Berufe, die mehr als andere von der Beziehungsgestaltung abhängig sind, werden häufig von Bedürfnistypen wie Klaus gewählt. Erinnern Sie sich? Klaus hat hohe Werte bei „Gemeinschaft" und „Kontrolle", aber niedrige bei

„Eigenständigkeit" und „Lebensfreude". Er legt sehr großen Wert auf Harmonie und fühlt sich sehr dafür verantwortlich, sie zustandezubringen und aufrechtzuerhalten. Darum fühlt er sich auch sehr leicht schuldig, wenn das nicht richtig gelingt, was für seine Selbstachtung nicht gerade gut ist. Seine Selbstvorwürfe sind ein beständiger Antreiber dafür, *noch* mehr für die Harmonie zu investieren.

Besonders gefährlich wird es für solche und ähnliche Typen, wenn sie ihre Helferrolle einseitig als ein immerwährendes Geben verstehen. Stets die Rolle des Überlegenen und Starken spielen zu müssen, „ist eine schwer erträgliche Last", bemerkt Wolfgang Schmidbauer, der Psychoanalytiker, durch den der Begriff „Helfersyndrom" bekannt wurde. Diese Tendenz trägt übrigens auch Klaus in sich. Als Kind erlebte er, dass die Liebe seiner wichtigsten Bezugspersonen an Bedingungen geknüpft war. Wie so viele Kinder bekam er seine „Streicheleinheiten" immer dann, wenn er sich so verhielt, wie es den Eltern gefiel. Sie legten viel Wert auf Gewissenhaftigkeit und Harmonie. Klaus lernte, dass er in beidem besonders durch soziale Leistungen „Punkte sammeln" konnte, indem er Anweisungen widerspruchslos ausführte, sich um andere kümmerte und vorbildlich Helferfunktionen übernahm. „Nächstenliebe als Beruf zieht jene Menschen an, die das Gefühl haben, zu wenig Liebe erhalten zu haben", sagt Schmidbauer. Auch daraus kann eine Art Sucht entstehen, dann nämlich, wenn die Rechnung beständig aufgeht: Der Helfer erlebt, wie andere von *ihm* abhängig werden. Er wird mächtig: Sie sind ihm zu Dank verpflichtet. Sie nehmen seinen vorbildlichen Einsatz als Norm, vergleichen sich mit ihm und fühlen sich schuldig, weil er sie mit seiner sozialen Leistung alle in den Schatten stellt. Es ist paradox: Er wirkt wie die leibhaftige Demut und thront doch über den anderen. Jeder, der immer nur gibt, nimmt seine Position *über* den „armen Hilfsbedürftigen" ein. Aber durch deren Abhängigkeit wird er selbst abhängig. Irgendwann braucht er sie mehr als sie ihn.

> **Zusammenfassung**
>
> Viel negativen Stress bewirken lebensfeindliche kulturelle Zwänge und Eigenheiten, die allgegenwärtige Reizüberflutung sowie Probleme am Arbeitsplatz und durch Arbeitslosigkeit. Die Informationsfülle übersteigt unser Fassungsvermögen, längere Arbeitslosigkeit schwächt das Selbstbewusstsein und Stress im Beruf ist nur bei günstigen Arbeitsstrukturen positiv. „Workaholismus" und „Burnout" grassieren. Für viele Menschen wird heute auch die Freizeit zum negativen Stresserlebnis. Eine besonders zwiespältige Rolle spielt dabei der Medienkonsum.

Körperliche Überforderungen

Zur Grundausbildung für den Beruf der Krankenpflege gehört es, die „zwölf Aktivitäten des täglichen Lebens" kennenzulernen. Sie müssen alle sorgfältig beachtet werden, wenn die Gesundung des Patienten professionell gefördert werden soll. Es geht dabei um die Befriedigung der Bedürfnisse nach Ruhe und Schlaf, Bewegung, Körperpflege und Kleidung, Ernährung, Ausscheidung, Regulierung der Körpertemperatur, Atmung, Sicherheit, Beschäftigung, Kommunikation, Sinnfindung und Sexualität. Viele dieser täglichen Grundbedürfnisse sind leiblicher Natur. Unausgewogenheiten in ihrer Befriedigung schafft negativen Stress. Umgekehrt gilt aber dasselbe: Negativer Stress schädigt den Leib.

Die Gesundheitsgefährdung durch negativen Stress

Wenn jemand unverantwortlich mit seiner Gesundheit umgeht, sagen wir oft: „Er betreibt Raubbau an seinem Körper". Raubbau bedeutet Abbau von Ressourcen, die nicht in genügendem Maß wiederhergestellt werden können. Wie die Kamele ihre Höcker tragen, um bei besonders strapaziösen Wüstenwanderungen immer noch über einen Vorrat an Kraftreserven zu verfügen, so stellt auch der menschliche Organismus für außergewöhnliche Anstrengungen Extrarationen an Energiezufuhr bereit. Weil uns aber die instinktive Wahrnehmung dafür fehlt, wann es dringend geboten ist, den Kraftspeicher wieder aufzufüllen, benehmen wir uns manchmal weniger klug als ein Kamel: Wir erfahren, dass es sich mit dem Anzapfen der Extrareserven ganz gut leben lässt und verwechseln das mit der Normalität. Und darum merken wir dann auch nicht, wenn unser „Kamelhöcker" leer geworden ist und ärgern uns, dass unser Körper nicht mehr funktioniert, wie wir es gewohnt sind. Statt uns klar zu machen, dass wir ihn ausgezehrt haben, fordern wir eine schnelle „Reparatur" oder putschen ihn künstlich weiter auf. Aber damit gehen wir einen zusätzlichen Schritt zu weit. Denn nun wird der Raubbau wirklich lebensgefährlich, weil wir beginnen, die Grundsubstanz des Organismus zu zerstören, um das unmäßige Niveau zu halten.

Die allermeisten Deutschen nehmen sich durchaus vor, gesundheitsbewusst zu leben. Dass es dennoch so vielen misslingt, liege nicht am guten Willen, sondern an der erlernten Unfähigkeit, mit *Gefühlen* sinnvoll umzugehen, behauptet der Medizinpsychologe Harald Traue. Zum Beispiel resultiert aus einem Übermaß unbewältigter und unterdrückter Aggressionen ein dauernd erhöhter Stresspegel. Das kann zur einer chronischen Steigerung der Herzfrequenz führen, wodurch wiederum das Herz-Kreislauf-System geschädigt werden kann. Dadurch entsteht ein verstärktes Risiko, einen Herzinfarkt zu bekommen. Vor allem die Übererregungstypen sind hiervon gefährdet. Ihre leichte Erregbarkeit bringt den Stresspegel zu oft in den „Rotbereich". Ganz besonders riskant für diesen Temperamentstyp sind chronische Unzufriedenheit, dauernde Streitereien und Feindseligkeiten sowie ein übermäßiges Streben nach Dominanz. Solche Menschen sind häufig von der Grundeinstellung beseelt, sich unbedingt und immer durch Höchstleistungen beweisen zu müssen.

Vor diesem Hintergrund mutet die Feststellung, dass durch negativen Stress auch das Immunsystem geschwächt wird, fast wie eine Binsenweisheit an ...

Der Stress und das Immunsystem

Wenn die Widerstandskräfte des Körpers reduziert sind[5], wird er stressanfälliger. Er kann Stresserfahrungen schlechter ausbalancieren und erkrankt deshalb leichter. Umgekehrt erniedrigt negativer Stress die körperliche Widerstandskraft. Daraus kann ein Teufelskreis entstehen: Der negative Stress schwächt das Immunsystem und das geschwächte Immunsystem erhöht die Einwirkungsmöglichkeit für den negativen Stress.

Die Abwehrkraft des Immunsystems wird am stärksten durch die Mikrostressoren beeinträchtigt, durch die eher kleinen alltäglichen Belastungen also, die

---

[5] Z.B. durch Hormonschwankungen. Frauen sind darum insgesamt anfälliger für stressbedingte Krankheiten als Männer.

kein Ende zu haben scheinen. Das Immunsystem gleicht einer hochdifferenzierten, flexiblen und bestens organisierten Abwehrarmee, die gegen alles kämpft, was die gesunde Ausgeglichenheit des Organismus destabilisiert. Bei intensiven Angriffen muss es auch intensiv reagieren. Dazu nimmt es in Kauf, selbst vorübergehende Unausgeglichenheit zu schaffen; Entzündungen und Fieber sind gute Beispiele dafür. Stressoren aller Art veranlassen das Immunsystem zu gesteigerter Wachsamkeit. Wenn Stressoren so aggressiv werden, dass die Stabilität des Organismus ins Wanken gerät, schlägt das Immunsystem zurück. Wenn sich daraus „ständige Kriegsschauplätze" entwickeln, weil der negative Stress nicht nachlässt, gewöhnt sich das Immunsystem daran, seine Abwehrenergie darauf zu konzentrieren, was aber die fatale Folge hat, dass sie von anderen wichtigen Bereichen der Stabilitätssicherung abgezogen wird. Besonders der Schutz vor Viren und die Bekämpfung von Krebszellen, aber auch zum Beispiel die Wundheilung werden dadurch herabgesetzt.

Seit ungefähr 15 Jahren wird eine neu entdeckte Krankheit diskutiert, dessen Hauptsymptom ständige quälende Müdigkeit ist: Das Chronische Müdigkeitssyndrom oder kurz CFS (Chronical Fatigue Syndrom). Man schätzt, dass etwa eine dreiviertel Million Deutsche daran leiden. Zuerst tritt CFS wie eine Grippe in Erscheinung. Grippale Viren lösen auch tatsächlich die Krankheit häufig aus. Danach setzt sie sich aber über viele Monate oder sogar Jahre hinweg fort. Viele Symptome können auftreten, vorrangig sind aber permanente schwere Müdigkeit und Erschöpfung. Die genauen Hintergründe sind noch nicht durchsichtig, aber nach dem heutigen Forschungsstand kann man davon ausgehen, dass CFS durch eine Entgleisung des Immunsystems zustande kommt. Wahrscheinlich sind vor allem Viren daran beteiligt, doch auch genetische Defekte, Allergien, Umweltgifte, falsche Ernährung und Hormonprobleme werden diskutiert. Eine Hauptrolle scheint aber jedenfalls der Stress zu spielen. Die meisten Betroffenen berichten über außergewöhnliche Belastungserfahrungen im Vorfeld der Erkrankung. Nach einer zuverlässigen medikamentösen Behandlung wird noch gesucht. Gesunde Ernährung, Stressreduktion und die Anpassung der Tagesplanung an den individuellen Biorhythmus scheinen sich als Behandlungsmaßnahmen zu bewähren.

Betrügerische Energiezufuhr

Überall und jederzeit bieten sich Essen, Trinken und Genussmittel an, um Stress auszugleichen. Möglichst rasch soll der Energieverlust wieder aufgefüllt werden, so, als würde man schnell an eine Zapfsäule fahren und auftanken. Oft nehmen sich die Zeitgenossen auch wenig Muße zum Essen, eben *weil* sie unter Stress stehen. Dann reizen Süßigkeiten und Fast Food besonders. Der schnelle Griff zum schnellen Happen ist außerdem so verlockend, weil Essen kurzfristig die Stimmung hebt. Oft ist die Folge dieses Essverhaltens Übergewichtigkeit, und wer zu viel wiegt, bewegt sich wiederum zu wenig - ein Teufelskreis.

Jeder kennt das Phänomen von langen Familienfeiern, bei denen eine Mahlzeit auf die andere folgt: Spätestens beim zweiten Kuchenstück nach dem Mittagessen schmeckt es nicht mehr und spätestens nach dem Kaffee spürt man das dringende Bedürfnis, endlich wenigstens einen kleinen Spaziergang zu unternehmen, um wieder neue Kraft zu schöpfen. Wir brauchen regelmäßige Bewegung, um uns fit zu fühlen. Bewegung ist äußerst gut dazu geeignet, nicht nur kurzzeitig Ausgleich zu schaffen, sondern auch langfristig den Energiespeicher zu erweitern. Wer sich an den einseitigen Energie- und Stimmungsgewinn durch Nahrungsaufnahme gewöhnt, betrügt sich selbst, denn gerade dadurch baut er die Leistungsfähigkeit seines Körpers ab und seine Stimmung verschlechtert sich. So manövriert er sich selbst in negativen Stress hinein.

Dann liegt es nahe, den Selbstbetrug durch den Gebrauch von Stimulantien fortzusetzen. Ein paar Gläser Wein lassen das Völlegefühl nach dem Kuchenessen bei der Familienfeier vergessen. Die Stimmung ist wieder auf Touren. Weit verbreitet ist auch die Meinung, man könne sich durch Zigaretten entspannen. Untersuchungen haben aber ergeben, dass der Stress durch das Rauchen nicht vermindert, sondern vergrößert wird. Der Grund ist einfach: Nikotin erregt das sympathische Nervensystem.

Zusammenfassung

Die Vernachlässigung körperlicher Bedürfnisse erzeugt negativen Stress und negativer Stress macht den Körper krank. Davon sind vor allem „Stresstypen" und „Übererregungstypen" gefährdet, weil sie oft mit Stressgefühlen wie Aggression nicht gut zurechtkommen. Instabilität des Immunsystems und die mangelnde Widerstandskraft bei Stress hängen zusammen. Weit verbreitete körperliche Stressprobleme unserer Zeit sind Übergewichtigkeit, schädlicher Genussmittelkonsum und chronische Müdigkeit.

Beziehungsstress

Der Stress, den Menschen am Arbeitsplatz oder ihrer Arbeitslosigkeit wegen haben und der Stress in ihrem privaten Beziehungsumfeld stehen in einem engen Verhältnis zueinander. Richard Lazarus, einer der führenden Stressforscher, sagt, dass Berufs- und Beziehungsstress die Hauptquellen für den zermürbenden *chronischen* Stress sind. Der eine Stress bildet den Hintergrund, vor dem sich der jeweils andere als Vordergrund abhebt; was Vorder- und was Hintergrund ist, Berufs- oder Beziehungsstress, hängt von der Betrachtungsweise ab.

Beziehungstörungen

Ein Grund dafür, dass negativer Stress sich in Beziehungen einnistet, ist dieser: Frauen und Männer neigen dazu, unterschiedlich mit Stress umzugehen. Männer bevorzugen es im allgemeinen, sich zurückzuziehen, darüber nachzudenken und dann aktiv eine Veränderung der Umstände herbeizuführen; Frauen versuchen eher, ihre eigene Haltung zu verändern und sich den Umständen anzupassen. In der Praxis bedeutet das zum Beispiel, dass Klaus, der mittlerweile Rita geheiratet hat und Vater zweier kleiner Kinder ist, am Abend aus der Musikschule kommt und froh ist, endlich die ganze Mühe mit den Schülern hinter sich lassen zu können. Das letzte, was er jetzt brauchen könnte, wäre, sich gleich wieder damit beschäftigen zu müssen. Er sucht den Abstand. Rita hingegen würde ganz anders mit dem Stress umgehen: Sie würde nicht versuchen, die Probleme hinter sich zu lassen, sondern sich darauf einzustellen. Dazu bräuchte sie einen Dialogpartner, der ihr vor allem geduldig zuhören würde. Rita hat, weil sie ein Frau ist, nach einem stressigen Tag überhaupt ein starkes Bedürfnis nach Nähe und Austausch. Natürlich wünscht sie sich darum auch, dass ihr Klaus zur Bewältigung ihres eigenen Arbeitsstresses an diesem Tag dafür zur Verfügung steht.

Der Arbeitsstress kippt sofort in den Beziehungsstress um, wenn einer von beiden seine Vorstellungen von akuter Stressbewältigung auf den anderen überträgt und gekränkt ist, falls der Partner nicht wunschgemäß reagiert. Dann denkt Rita, dass Klaus „abblockt" - „immer verdrängt er alles!", und Klaus findet, dass Rita „nervt" und kein Verständnis für seine Müdigkeit und sein Ruhebedürfnis hat - „zu jeder unpassenden Zeit möchte sie gnadenlos Probleme wälzen!". Wenn die beiden schlecht kommunizieren und nicht wissen, wie man mit Konflikten sinnvoll umgeht, kommt es sehr leicht zur Eskalation. Das Fatale daran ist, dass der kräftezehrende Streit mit Vorliebe gerade dann aufbricht, wenn beide eigentlich ein besonders starkes *Bedürfnis* nach Entspannung und Regeneration haben. Wenn dann noch zurückliegende Verletzungen das Grundklima verschlechtern, bilden sich rasch Teufelskreise mit Eigendynamik: Dann muss nur „eine Mücke husten" und die beiden reagieren massiv gekränkt. Viele resignieren bald, aber der Preis dafür ist immer ein Verlust an Liebe.

Solche negativen Stresserfahrungen, die eigentlich überhaupt keine dramatischen Anlässe haben, führen mehr als alles andere zur Zerrüttung von Partnerschaften. Eheforscher schätzen, dass sich bis zur Hälfte aller Paare im Lauf der Zeit auf so eine Weise auseinanderleben.

Beziehungsverlust

Die größte Stressbelastung im normalen Leben überhaupt, abgesehen von den Rahmen der Normalität sprengenden traumatischen Erfahrungen wie Vergewaltigungen und Katastrophenerlebnissen, besteht im unwiederbringlichen *Verlust* einer Beziehung. Das geht eindrücklich aus der „Punktskala für Stressreize des Alltags" hervor, die an der University of Washington entwickelt wurde. Dort geht man davon aus, dass die oberste Erträglichkeitsgrenze für einen Menschen bei 200 Stresspunkten in einem halben Jahr liegt. Bei Überschreitung dieser Grenze würden wir krank.

Beziehungsverlust auf der Punktskala für Stressreize

Rang	Stresspunkte	Ereignis
1	100	Tod eines Ehepartners
2	73	Scheidung
3	65	Trennung von Ehepartnern
4	63	Tod eines Familienangehörigen
13	37	Tod eines Freundes

Mehr als sechs Millionen Menschen in Deutschland sind verwitwet. Jedem Menschen stellt sich die Lebensaufgabe, trauern zu lernen. Aber wir haben den Umgang mit Tod und Sterben und dadurch auch die Kunst des Trauerns verdrängt und verlernt. Wir müssen uns neu erschließen, was das ist und wie das geht: Unwiderruflich Abschied nehmen von Menschen, die uns viel bedeuten, und den existenziellen Verlust verarbeiten.

Es macht Sinn, dass Sigmund Freud den Begriff der „Trauer*arbeit*" prägte. Trauer ist ein oft langer, schwerer und gefahrvoller Weg der Bewältigung von Leidenserfahrungen. Sie ist ein Bewältigungsprozess. Er wird notwendig bei Verlusterfahrungen, die tatsächlich so groß sind, dass sie eine tief greifende Veränderung des Lebenskonzepts erzwingen. Diese Neustrukturierung ist ein schmerzhafter Vorgang, vergleichbar mit der Heilung einer großen Wunde. Das braucht Zeit und beansprucht Priorität.

Durch schwere Beziehungsverluste wird das Grundbedürfnis nach Sinn und Kontrolle stark frustriert. Trauerarbeit ist das Bemühen, in diesem Bereich die Balance wieder herzustellen. So wie sich der Körper zur Heilung alle Kräfte auf die *eine* kranke Stelle ausrichtet, konzentriert sich auch die Seele im Prozess des Trauerns einseitig darauf, wieder die Kontrolle zu erlangen. Dadurch entsteht ein vorübergehendes, notwendiges Ungleichgewicht: Andere Bedürfnisse werden für die Dauer des Prozesses reduziert. Insbesondere das Bedürfnis nach Lebensfreude tritt für diese Zeit zurück.

Um leben zu lernen, müssen wir sterben lernen. Wer das Leben gewinnen will, muss loslassen können, was er nicht festhalten kann. Aus erfolgreicher Trauerarbeit geht die Persönlichkeit gefestigt und gereift hervor. Aus der großen Mühe erwächst neue Lebenskraft. Trauerarbeit ist *Sinn*arbeit. Bewältigte Trauer ist Persönlichkeitswachstum.

Trauer kann krank machen. Das Immunsystem des Trauernden ist geschwächt. Viele Trauernde entwickeln depressive Störungen. Unter anderem werden auch Angststörungen und psychosomatische Erkrankungen durch Trauer begünstigt. Man schätzt, dass Trauernde 25 bis 30 Prozent mehr psychische Erkrankungen erleben als die Normalbevölkerung. Außerdem sind Sterblichkeit (z.B. durch Unfälle) und Selbstmordgefährdung bei ihnen stark erhöht.

> ### *Zusammenfassung*
>
> Arbeitsstress und Beziehungsstress beeinflussen sich gegenseitig. Beziehungsstress entsteht meist nicht aus dramatischen Gemeinheiten der Partner, sondern aus eskalierenden Missverständnissen. Die höchsten Ränge auf der Stressskala des normalen Lebens nehmen Erfahrungen unwiederbringlichen Beziehungsverlusts ein. Den größten Stress verursacht der Tod des Partners.

Faktor 3: Gewichtung

Die Stessforschung unterscheidet zwischen *inneren* und *äußeren* Stressoren. Bei Faktor 2 handelt es sich um die äußeren, Faktor 3 meint die inneren. Es sind *eigene* Gefühle und Gedanken, die in uns Stress erzeugen. Die inneren Stressoren können negativen Stress unabhängig vom Vorhandensein äußerer Belastungen produzieren, indem sich ein Mensch zum Beispiel unnötige Sorgen macht, oder sie gehen aus unserer Reaktion auf tatsächliche Belastungen hervor. Wir *erleben* nicht nur Belastungen, sondern wir *bewerten* sie auch.

Voreinstellungen und Bewertungen

Rita und Klaus gehen ins Kino. Rita hat sich darauf gefreut, Klaus wollte eigentlich nicht, aber um Rita nicht zu kränken, machte er mit. Auch in der Wahl des Films ließ er sie entscheiden. „Das wird wieder so eine romantische Schnulze sein", dachte er. „Aber ich werde nur zwei Stunden Geduld brauchen und werde mich dabei ausruhen können, und außerdem tut ja der Abend unserer Beziehung gut." Nach der Vorstellung ist Rita von dem Film begeistert. Klaus lächelt gequält, als sie ihn um nach seiner Meinung fragt, denn er fand ihn zu emotional und langweilig. Am anderen Morgen liest er in der Zeitung eine Beurteilung des Streifens, in der positiv hervorgehoben wird, dass die Handlung trotz großer Emotionalität nie kitschig wird, sondern nur einfach tief und ergreifend ist. „Das ist mal wieder so ein unsachlicher, voreingenommener Kinokritiker", denkt Klaus und legt die Zeitung ärgerlich beiseite.

Wer hat nun recht? Unsere Bewertungen sind stark von unseren Voreinstellungen gefärbt. Das bleibt auch so, wenn wir „die reine Sachlichkeit" beanspruchen. Selbstverständlich gibt es „rein" sachliche Kriterien und es ist sehr sinnvoll, sich darum zu bemühen, um sich nicht von Vorurteilen und oberflächlichen Eindrücken beherrschen zu lassen. Aber gerade um der Sachlichkeit willen müssen wir nüchtern einbeziehen, dass auch die objektivsten Bewertungen noch die Farbe unserer Voreinstellungen tragen (sofern es sich nicht um Fakten wie „1+1=2" handelt, die ohne jede Emotion festgestellt werden können). Es war schon immer so: Die größten Fanatiker halten sich für die sachlichsten Menschen und die sachlichsten Menschen sind in ihren Urteilen am vorsichtigsten, weil sie sich nüchtern der Gefahr bewusst sind, Subjektivität und Objektivität, persönlichen Eindruck und „reine" Wahrheit, zu vermischen oder gar zu verwechseln.

Die Grundfärbungen unserer Bewertungen sind die Grund*einstellungen,* die unseren Charakter formen, die Überzeugungen davon also, wie wir am besten zur Erfüllung unserer seelischen Grundbedürfnisse gelangen. Klaus hat sich bei diesem Kinobesuch wieder einmal halbherzig angepasst, um des lieben Friedens willen. Er ging mit, weil Rita es wollte. Bereits an diesem Punkt stellte er die Weiche für seine spätere Beurteilung des Films. Erinnern Sie sich? Klaus hatte bereits in der frühen Kindheit die Einstellung zum Leben gewonnen, sich am besten immer brav anzupassen, eigene Bedürfnisse zurückzustellen und mit besonderer Sorgfalt seine Pflichten zu erfüllen, um dadurch die Anerkennung wichtiger Bezugspersonen zu erhalten. Obwohl er in der schweren Schule seiner Depression gelernt hat, dass diese Sicht einseitig ist und das Leben sehr oft nach ganz anderen Verhaltensweisen verlangt, rutscht er doch immer wieder einmal im falschen Moment in die alte Gewohnheit hinein. So auch jetzt. Eigentlich hätte er gerade einen Interessenkonflikt mit Rita auszuhandeln, aber weil er dem Diktat der Anpassung gehorcht, verleugnet er ihn und verschiebt seinen Unwillen auf den Film, der so gut sein kann, wie er will - unter diesen Umständen hat er bei Klaus keine Chance.

Im zweiten Jahrhundert n.Chr. prägte der Philosoph Epiktet den weisen Satz: „Nicht die Dinge selbst beunruhigen die Menschen, sondern ihre Meinungen und

Urteile über die Dinge." Rita hat denselben Film wie Klaus im selben Kino gesehen, und doch fällt ihre Bewertung völlig anders aus. Bedeutungsvoll wird diese harmlose Erkenntnis, wenn wir sie verallgemeinern: Es gibt keine Erfahrung im Leben, sei sie für viele Menschen auch noch so schön oder noch so schrecklich, aus der sich garantiert schließen lässt, dass sie von zwei Menschen, die sie unter den selben äußeren Umständen erleben, auch genau gleich *bewertet* und *gewichtet* wird. Denken Sie an unser Eingangsbeispiel: *Gleiche* Brücke, *gleicher* Lastwagen, *gleiche* Veranlagung (was es in Wirklichkeit allerdings nicht einmal bei eineiigen Zwillingen gibt), *gleiche* äußere Belastung, aber den Unterschied macht die Ladung, das *subjektive Gewicht*, das der einzelne den Belastungen zumisst. Sehr oft lässt erst *das* den Stress zur Überforderung werden.

Was uns wirklich bewegt

Man sagt häufig, dass sich jemand in ein Problem „hineinsteigert" und es erst dadurch richtig problematisch macht. Mit dieser Redewendung verbinden wir aber meist eine gewisse Geringschätzung. Insgeheim denken wir: „Er macht ein Theater. Er soll sich etwas beruhigen, dann sieht er die Angelegenheit ganz anders und wird aufhören, verrückt zu spielen." Zugegeben: Manchmal wäre das tatsächlich der schnellste Weg zur Lösung. Aber sehr oft ist es eben nicht so einfach, weil wir uns solche problematischen Gedanken nicht aussuchen, sondern sie sich vehement wie von selbst aufdrängen und dabei mit größter Selbstverständlichkeit so tun, als verkörperten sie nichts als die Wahrheit. Sie beanspruchen ihr „Gewohnheitsrecht". Klaus wurde gar nicht richtig bewusst, dass der uralte

Gedanke aus seiner Kindheit „Passe dich immer an, wenn du geliebt sein willst" seine Entscheidung bewirkte, Rita „willenlos" ins Kino zu folgen. Der Gedanke war wie von selbst mit seiner Forderung da und es schien, als müsse Klaus gar nicht überlegen, ob er ihm gehorchen wolle oder nicht. „Selbstverständlich gehorchst du", signalisierte der Gedanke allein schon durch sein Auftreten, „fang gar nicht erst an, dich mit mir auseinanderzusetzen!". Das macht es oft so schwierig, diesen tief sitzenden Eingebungen zu widerstehen: Sie sind so abgeschliffen, dass wir sie nicht einmal wahrnehmen, wenn wir nicht ganz bewusst üben, darauf acht zu geben.

Überall dort, wo wir gedankliche Gewichtungen vornehmen, zeigt sich das in *Emotionen*. Emotions*los* bleiben wir nur, wenn wir dem, was uns begegnet, überhaupt kein Gewicht geben, wenn es uns also gleichgültig ist. Was uns aber gleichgültig ist, darüber verschwenden wir auch keinen weiteren Gedanken. Es hat ganz einfach keine Bedeutung für uns.

Jede Emotion beinhaltet ein *Gefühl*, aber sie ist mehr als das. Wörtlich übersetzt ist eine Emotion das, was einen Menschen innerlich *bewegt*. Was uns bewegt, hat *Bedeutung* für uns, denn es hat immer mit unseren *Lebenszielen* zu tun. Wenn wir denken, dass eines unserer Ziele in Erfüllung geht, zeigt sich das in einem angenehmen Gefühl wie zum Beispiel Freude, wenn wir Gegenteiliges denken, ist das Gefühl unangenehm, zum Beispiel Ärger oder Angst. Die Lebensziele entstehen wiederum, wie wir schon sahen, an unseren seelischen Grundbedürfnissen; ihren individuellen Zuschnitt erhalten sie bereits in der Kindheit durch die Grund*überzeugungen* davon, wie deren Befriedigung am besten zu gewährleisten sei. Das alles: bewertender Gedanke, Lebensziel und Gefühl, ist in jeder Emotion enthalten.

Wenn sich unsere Bewertungen in unseren Gefühlen widerspiegeln, dann folgt daraus, dass die Gefühle von den Bewertungen abhängig sind. Das trifft in den meisten Fällen zu. Darum gilt im allgemeinen: Wie wir (bewertend) denken, so fühlen wir. Das bedeutet: Wir *machen* uns die Gefühle, angenehme oder unangenehme, durch unsere Bewertungen *selbst*.

Im Zentrum der negativen Stresserfahrungen steht die negativ empfundene Emotion. Erinnern wir uns: Negativer Stress ist Stress im Übermaß. Subjektiv spürbar wird der übermäßige Stress durch eine übermäßig stark erlebte Emotion.

Stress mit dem Stress

Oft besteht das Hauptgewicht, das wir einer Belastung geben, darin, dass wir sie nicht akzeptieren. Als Klaus am Morgen nach dem etwas missglückten Kinoabend mit Rita die Zeitung ärgerlich weggelegt hat, denkt er darüber nach, woher eigentlich seine schlechte Laune kommt. Es geht ihm auf, dass er wieder einmal seiner ungünstigen Grundüberzeugung „auf den Leim" gegangen ist und er bewertet diese Erkenntnis, indem er in Gedanken zu sich selbst sagt: „Versager! Du müsstest das längst unter den Füßen haben!" Nun fühlt er sich der Bewertung entsprechend, nämlich schuldig. Somit hat er jetzt zwei emotionale Probleme für den Preis von einem! Gerade noch war es nur ein wenig Ärger, jetzt ist noch eine ordentliche Portion Schuldgefühl dazugekommen. Das liest sich vielleicht komisch, aber so verhalten wir uns sehr oft, und häufig werden Probleme erst dadurch zu handfesten seelischen Störungen. Der eine fürchtet sich, vor Angst einen „Blackout" zu bekommen, wenn eine Prüfung ansteht, aber wird die Angst dadurch geringer? Dem anderen passiert ein Fehler und er versinkt darüber in düstere Selbstanklage - aber ändert er dadurch etwas zum Positiven? Wir sind tief verstimmt und werfen uns deshalb vor, auch unseren Mitmenschen die gute Laune damit zu verderben - aber wird unsere eigene Laune dadurch besser? Wir vermeiden etwas, weil wir uns fürchten und beschimpfen uns in Gedanken dafür, dass wir solche Feiglinge sind - aber werden wir dadurch mutiger? Nein, nur das Gegenteil geschieht, der Stress wird größer und das unnötige Zusatzproblem, das wir uns der Schwierigkeit wegen machen, *verhindert* gerade, dass wir mit ihr fertig werden.

Zusammenfassung

Negativer Stress wird durch negative Bewertungen geschürt. Wie wir denken, so fühlen wir. Dass wir sehr ähnliche Erfahrungen ganz unterschiedlich gewichten, geht auf unsere Grundeinstellungen zum Leben zurück. Alles, was wir stark gewichten, zeigt sich auch in starken Emotionen. Ein Übermaß an negativer Emotion bewirkt übermäßigen Stress. Zum größeren Problem wird das aber oft erst, wenn man diesen Stress nicht akzeptiert und ihn gerade dadurch noch vergrößert.

Wie Sie den Stress in Energie verwandeln

„Streß läßt sich nur durch die Ausübung von Kontrolle vermeiden", schreibt Mihaly Csikszentmihaly kurz und bündig. Besser sollten wir „bewältigen" statt „vermeiden" sagen; ansonsten hat er mit diesem schlichten Satz das Geheimnis der Stressbewältigung auf den Punkt gebracht. Zwar liest sich auch dieser Satz wie eine Binsenweisheit: „Natürlich, wie denn sonst?" möchte man antworten. „Das weiß doch jeder." Aber wenn es jeder weiß und wenn es so einfach ist, warum ist negativer Stress dann trotzdem so weit verbreitet? Ich denke, es gibt zwei Gründe dafür:

1. Viele versuchen, die Kontrolle zu erlangen, indem sie keine ausüben. Sie zerstreuen sich, statt sich zu sammeln. Sie lassen sich gehen, statt sich zu besinnen. Sie laufen davon, statt sich der Herausforderung zu stellen. Das ist auch ein Grund dafür, dass für viele paradoxerweise gerade die Freizeit negativen Stress hervorbringt.
2. Viele versuchen, die Kontrolle zu erlangen, ohne dafür klare Ziele und Methoden zu haben. Sie denken nicht genug darüber nach, ob diese Versuche überhaupt reelle Chancen haben. Vielleicht wäre alles gar nicht so schlimm, wenn nur ein *vernünftiger* Weg gewählt würde? Sehr häufig ist der irrationale Gedanke, nach dem Motto „Immer mehr vom selben" den Erfolg zu erzwingen, wenn Eltern zum Beispiel dem Widerstand ihrer Kinder immer größeren Druck entgegensetzen, um sich durchzusetzen. In der Regel verpufft bei solchen Versuchen sehr viel Energie und statt zu einer Lösung zu gelangen, wird alles nur noch

schlimmer. Oft gehen Menschen, die sich anderen gegenüber so verhalten, auch mit ihrem eigenen „inneren Kind" so um: Sie setzen es immer stärker unter Druck, aber sie machen sich nur immer größeren Stress dadurch.

Die Balance liegt also zwischen unvernünftiger Nicht-Kontrolle und unvernünftiger Über-Kontrolle. Und in der Balance liegt das Geheimnis: Ausbalancierter Stress *raubt* die Kraft nicht mehr, sondern das Gegenteil geschieht: Die Energie erneuert sich.

„Vernunft" heißt das Zauberwort. Die nächste Binsenweisheit? Wirklich, es hört sich so einfach an. Aber wie macht man das? Mit dieser Frage fängt das Leben an, eine *Kunst* zu sein. „Kunst" kommt bekanntlich von „Können". Wer Künstler werden will, braucht zweierlei: Er muss zwischen Können und Nichtkönnen unterscheiden lernen, vor allem für sich selbst. Ohne Qualität gibt es Kitsch, aber keine Kunst. Zuerst muss er diesen Unterschied bei sich selbst wahrnehmen. Er muss objektiv werden: Was gelingt mir schon und was gelingt mir noch nicht? Dieser Frage muss er sich ganz ehrlich stellen. Zweitens muss er von dem, was ihm bereits gelingt, überzeugt sein. Auch wenn es nur wenig ist, muss er es für wertvoll halten. Sonst verliert er den Mut und die Freude, sich weiter die große Mühe zu machen, immer besser zu werden. Das ist mit Vernunft gemeint, und das alles gilt für die *Lebens*kunst genauso wie für jede andere. „Vernunft ist die Fähigkeit, objektiv zu denken," schrieb Erich Fromm zur Kunst des des *Liebens,* die mit der Kunst des *Lebens* identisch ist. „Die ihr zugrunde liegende emotionale Haltung ist die *Demut*. Man kann nur objektiv sein und sich seiner Vernunft bedienen, wenn man demütig geworden ist und seine Kindheitsträume von Allwissenheit und Allmacht überwunden hat." Gehen Sie also bitte die drei Schritte der Bewältigung, die ich Ihnen jetzt darlege, nicht mit Siebenmeilenstiefeln an. Jeder dieser Schritte besteht aus unzähligen kleinen Einzelschritten. Auch viele Rückschritte gehören dazu. Nur so wird ein Weg daraus. Manchmal macht der Weg große Freude, manchmal ist er sehr mühevoll und die Motivation will verschwinden. Das ist nun einmal so, in jeder Kunst. Aber der Weg ist auch schon das Ziel: In der Kunst des Lebens und Liebens voranzukommen, ist wirklich das Höchste, was uns in diesem Leben gelingen kann. Das schreibe ich ganz bewusst als Theologe so. Denn vergessen wir es nicht: Die Mitte der ausgeglichenen Bedürfniserfüllung ist und bleibt die Spiritualität.

Die drei Schritte der Bewältigung

Schritt 1:
Der Veranlagung gerecht werden

„Gott gebe mir die Gelassenheit,
Dinge hinzunehmen, die ich nicht ändern kann,
den Mut, Dinge zu ändern, die ich ändern kann,
und die Weisheit, das eine vom anderen zu unterscheiden."

Wenn Sie schon verschiedene Bücher über Stress oder andere Lebenshilfethemen gelesen haben, ist Ihnen dieser schöne fromme Wunsch von Reinhold Niebuhr sicher schon begegnet. Er ist zu recht sehr populär geworden, denn er beschreibt in aller Kürze den Weg der Vernunft im Umgang mit Stress. Es ist der Weg der *Gelassenheit*. Unvermeidlich entsteht negativer Stress, wenn wir uns an Unveränderlichem aufreiben, genauso aber auch, wenn wir Chancen nicht ergreifen, offene Türen nicht nutzen.

Einige Körpereigenschaften und vieles an Charakter und Temperament sind Gegebenheiten, die wir besser annehmen, als uns dagegen aufzulehnen, weil sie entweder unveränderlich sind oder der Preis für eine Veränderung unangemessen hoch wäre.

Nimm Sie sich an, wie Sie sind

Dass Klaus ausbrannte und depressiv wurde, lag zu großen Teilen an seiner Selbstablehnung. Er war nun einmal ein Stresstyp und er musste lernen, sich deswegen *nicht* abzuwerten, sondern vielmehr *besser* auf sich acht zu geben und *liebevoller* mit sich umzugehen. Er sah ein, dass er seinen Bedürfnissen nach Gemeinschaftlichkeit und Kontrolle nur so weit folgen durfte, wie es mit seiner erhöhten Stressanfälligkeit zu vereinbaren war. Es war darum eine schwere, aber im Effekt sehr hilfreiche Lektion für ihn, ganz gegen seine gewohnte Neigung „nein" sagen zu üben und sich mehr als viele andere Menschen in seiner Umgebung Ruhe, Muße und Entspannung zu gönnen. Er erlebte, wie gerade dadurch seine Leistungsfähigkeit zunahm, die Fähigkeit eingeschlossen, sich ungezwungen um andere Menschen zu kümmern. Sie war ihm vor lauter Stress und Sorge fast abhanden gekommen. In der Partnerschaft müssen beide, Rita und Klaus, üben, sich einander zu akzeptieren. Rita ist in vieler Hinsicht ein Gegentyp zu Klaus. Sie ist unternehmungslustig, braucht nicht allzu viel Nähe und sie ist emotional stabil und extravertiert - eine leistungsfähige Sanguinikerin, die wenig Probleme damit hat, ihren Stress zu bewältigen. Rita muss lernen, auf Klaus Rücksicht zu nehmen, ihn ein wenig mit ihrer Offenheit, Risikobereitschaft und Lebensfreude zu infizieren, aber auch seine Gewissenhaftigkeit und Menschenverbundenheit wertzuschätzen und sich selbst dadurch begrenzen zu lassen. Klaus muss auf die Fallen seiner selbstabwertenden Gedanken achten, wenn er zum Beispiel merkt, wie Rita voranprescht und er einfach nicht mehr folgen kann und will. Es ist alles eine Frage der Balance.

Nehmen Sie Ihren Körper ernst

Unser Körper ist so konstruiert, dass er einen großen Teil der Stressregulation selbst übernimmt, wenn wir ihn nur lassen. Wenn wir ihm aber dauerhaft Rhythmen aufdrängen, die seiner natürlichen Veranlagung gar nicht entsprechen, kann er uns diesen Dienst nicht mehr tun.

Die noch junge Wissenschaft der *Chronobiologie* hat aufgezeigt, dass die Rhythmen unseres Körpers durch „innere Uhren" festgelegt sind. Seit im 13. Jahrhundert die Uhr erfunden wurde, ist der abendländische Mensch aber dazu übergegangen, seinen Lebensrhythmus mehr von der äußeren Einteilungshilfe bestimmen zu lassen als von den natürlichen Abläufen. Der allgemeine Lebensstil in der technisierten Welt, wo unter anderem die Nacht zum Tag gemacht wird, ignoriert weitgehend den individuellen Biorhythmus. Unsere „biologische Uhr" können wir aber nicht verstellen; wir müssen uns ihr anpassen. „Entweder gehen wir mit der Natur, die Gottes Gabe an uns Menschen ist, und dann werden wir leben", schreibt der Theologe Adolf Köberle. „Oder wir gehen gegen die Natur, und dann werden wir zuletzt immer die Besiegten, die Unterlegenen sein." „Das Leben läßt sich Zeit", gibt Köberle zu bedenken. Gesunde Naturvorgänge sind Wachstumsprozesse, die nicht dadurch besser verlaufen, dass wir sie nach unseren Vorstellungen zu beeinflussen versuchen. Das Umgekehrte gilt: Wir müssen uns auf *sie* einstellen.

Der wichtigste Körperrhythmus ist der *zirkadiane*. Das Wort *zirkadian* ist aus lateinisch „circa" = „ungefähr" und „diës" = „Tag" zusammgesetzt und meint das ungefähre individuelle Maß für einen Tag. Die meisten Menschen spüren den zirkadianen Rhythmus deutlich am eigenen Leib, indem sie mittags ein Müdigkeitstief und gegen Abend ein Wachsamkeitshoch erleben. Es ist darum durchaus angemessen, für das „Mittagsloch" ein Nickerchen einzuplanen. Es kann die Leistungsfähigkeit beträchtlich steigern. Individuell genetisch bedingt ist, ob wir Morgen- oder Abendtypen sind: „Lerchen", die besonders leistungsfähig sind, wenn viele andere noch schlafen, oder „Eulen", die noch spät abends hochaktiv sind, wenn den Lerchen schon die Augen zugefallen sind. „Ein Leben gegen die innere Uhr muss teuer bezahlt werden", warnt der Chronobiologe Jürgen Zulley. Psychosomatische Beschwerden und eine kürzere Lebenserwartung könnten die Folgen sein.

Stellen Sie sich auf Ihr Alter ein

Unveränderlich ist auch unser jeweiliges Alter. Es hat keinen Sinn, wenn ein junger Mensch sich die Freude am Leben verderben lässt, weil er noch nicht erwachsen ist. Das leuchtet jedem ein (wenn er nicht selbst gerade in dieser Phase steckt). Viel weniger scheint es den Zeitgenossen aber einzuleuchten, dass es ebenso sinnlos ist, gegen das *Altwerden* zu rebellieren. Die Werbung weiß um diese Unvernunft und tut so, als sei das Alter nichts als eine Fortsetzung der Jugend mit grauen Haaren. Wirklich im Alter jung bleiben kann aber nur, wer es annimmt. Selbstablehnung macht *innerlich* alt.

Wissenschaftliche Untersuchungen haben ergeben: Darauf, dass Menschen lang und gern leben und dabei innerlich jung bleiben, hat die *Selbstakzeptanz* ausschlaggebenden Einfluss. Daneben und deswegen bewahren sich diese Menschen lohnende, erreichbare Lebensziele und ordnen ihre Prioritäten entsprechend, sie sind gern für andere da und mit anderen zusammen, können aber auch gut allein sein, sie sind mehr von Vertrauen als von Misstrauen bestimmt, sie legen Wert auf dauerhafte gute Beziehungen und sind auch bereit, dafür zu investieren, sie gehen sorgsam mit ihren körperlichen Bedürfnissen um, und, nicht zuletzt, sie nehmen die Frage nach dem Sinn des Lebens ernst.

Zusammenfassung

Zu einem Teil liegen die körperliche und psychische Konstitution fest oder sie ist nur sehr schwer zu verändern. Das ist einer der Gründe dafür, dass ein wichtiges Element der Stressbewältigung in der Selbstakzeptanz besteht. Hierzu gehört, sein Lebensalter anzunehmen und den inviduellen Biorhythmus des Körpers zu respektieren. Dieser übernimmt viel Stressregulation in Eigenregie, vorausgesetzt, wir achten genügend auf ihn und tun seinen natürlichen Rhythmen nicht Gewalt an.

Schritt 2:
Die Belastung verändern

Es scheint so, dass viele grundsätzlich nur an diesem Punkt den Ansatz der Stressbewältigung suchen und dabei sowohl die Notwendigkeit ausblenden, sich der vorgegebenen Veranlagung anzupassen als auch die häufig vernünftigere Alternative, nicht die Belastung selbst, sondern ihre *Bewertung* zu verändern. Durch diese Einseitigkeit vermehren sie ihren negativen Stress. Es ist zum Beispiel unvernünftig, sich so lang der Zufriedenheit zu verweigern, bis sich der Ehepartner wunschgemäß verhält. Unsere Einflussmöglichkeiten auf andere Menschen sind nicht nur sehr begrenzt, sondern es steht uns auch nicht zu, die Veränderung *anderer* Menschen zu fordern, nur weil *wir* mit ihnen Schwierigkeiten haben. Wir brauchen die Weisheit, zu unterscheiden, was wir ändern können und was wir besser so lassen, wie es ist. Wenn eine Veränderung aber sinnvoll erscheint, dann gibt es nur zwei vernünftige Alternativen:

1. Wir nehmen sie trotzdem nicht vor und haben gute Gründe dafür. Das könnte etwa die Bequemlichkeit sein, nämlich die Entscheidung, die Energie für etwas anderes zu sparen und einzusetzen, was uns gerade wichtiger ist. Wir wissen, dass wir einen gewissen Preis dafür zu entrichten haben, denn wir bezahlen eine Bequemlichkeit mit einer anderen Unbequemlichkeit. So hat Klaus, seit er verheiratet ist, um einiges zugenommen. Sein Bauch stört ihn einerseits, aber sein „Schweinehund" und die Freude an Ritas Kochkünsten sind ihm lieber und damit hindert er sich daran, die hässliche Auswölbung abzutrainieren. Klaus

kann sich Selbstvorwürfe und Reuebeteuerungen sparen, denn damit würde er sich nur selbst betrügen. Er hat eigenverantwortlich *entschieden*, dass er den Bauch um der Bequemlichkeit willen bevorzugt. Dazu darf er dann auch stehen. Er macht sich sonst unnötigen und völlig unfruchtbaren Zusatzstress.

2. Wir wägen ab: Auf die eine Waagschale legen wir den Bequemlichkeitsgewinn, auf die andere den Gewinn an Lebensqualität, den wir erreichen, wenn wir die Bequemlichkeit *opfern*. Was wiegt für mich persönlich mehr? Was ist mir wichtiger? Wenn wir überzeugt sind, dass es die erhöhte Lebensqualität ist, dann müssen wir auch konsequent sein und dann werden sich die meisten angeführten Gründe dafür, dass es nicht klappt, als faule Ausreden entpuppen und genauso unnötig und unvernünftig sein wie die Selbstanklagen, die dem Versagen folgen. Wenn ein Hochspringer die Latte reißt, helfen weder Selbstrechtfertigungen noch Selbstentmutigungen. Er wird es nur schaffen, wenn er den Fehler akzeptiert, daraus lernt und sich anspornt, es beim nächsten Mal besser zu machen. Mit der Lebenskunst ist es nicht anders.

Von diesen Grundsatzentscheidungen hängt es ab, ob die konkreten Maßnahmen, die ich jetzt gleich beschrieben werde, bei Ihnen Erfolg haben oder nicht. Wenn der Erfolg ausbleibt, wird es nicht daran liegen, dass „dieser Ratgeber da auch wieder nichts Neues zum Thema zu sagen hatte". Ganz recht, Sie werden immer wieder dasselbe lesen und hören, und das ist gut so, denn es zeigt, dass man kein Spezialwissenschaftler sein muss, um die wichtigsten Prinzipien der

Stressbewältigung zu verstehen. Sie müssen nur *tun*, was Sie wissen und was Ihnen in diesem Buch ergänzt und bestätigt wurde. Auch hierzu hat Erich Kästner einen passenden Spruch geprägt: „Es gibt nichts Gutes, außer: Man tut es."

Wenn Ihr Stresslevel aber schon so hoch ist, dass deutliche psychische und körperliche Störungssymptome daraus entstanden sind, dann geht es um *mehr* als eine Verbesserung der Lebensqualität für Sie. Möglicherweise stehen Ihre Gesundheit oder sogar Ihr Leben selbst auf dem Spiel.

Führen Sie ein Stress-Tagebuch

Wir haben gesehen, dass negativer Stress sehr stark stimmungsabhängig ist. Mit anderen Worten: Die Gefahr, dass Sie chronisch negativen Stress erleiden, ist um so geringer, je besser Ihre Stimmung ist. Unter guter Stimmung wollen wir hier nicht mehr und nicht weniger als emotionale Ausgeglichenheit verstehen. Verstimmungen gehören dann selbstverständlich zum Alltag, aber selten werden sie für längere Zeit übermächtig. Der Alltag beinhaltet genug positive Gegengewichte.

Sie können darum schon sehr viel und vielleicht sogar das meiste zur erfolgreichen Stressbewältigung dadurch tun, dass Sie zuerst so genau wie möglich analysieren, wie negative Stressfaktoren und positive Gegengewichte in Ihrem Alltag tatsächlich verteilt sind. Eine exakte schriftliche Bestandsaufnahme über mehrere Wochen hinweg kann Wunder wirken, denn oft ist die Realität der Zeitverteilung ziemlich anders als das Bild, das wir uns davon machen. Werden Sie ehrlich: Wieviel Schlaf brauche ich und wieviel gönne ich mir *wirklich*? Wie sähe gesunde Ernährung aus und was esse und trinke ich *wirklich*? Wieviel Alkohol wäre noch gesund und wieviel trinke ich *wirklich*? Wie ist es mit dem Sport? Wie viele Stunden sitze ich *wirklich* vor dem Fernseher? Wieviel Zeit verbringe ich *wirklich* mit meiner Familie und mit guten Freunden? Wie ist es mit der Spiritualität: Muße, Besinnung, Meditation, Gebet, Hören auf Gott - kommt das überhaupt vor bei mir? Wie oft? In welcher Qualität?

Überdenken Sie Ihre Prioritäten

Wenn das Leben *Sinn* haben soll, brauchen unsere Entscheidungen *Besonnenheit*. Dazu müssen wir erst zur *Besinnung* kommen. Oft ist es so: Je mehr man in Stress gerät, desto besinnungsloser versucht man, ihn zu meistern. Daraus resultieren viele der Scheinlösungen nach dem Motto „Immer mehr vom selben". Besinnungs*losigkeit* ist Blindheit für das, was wirklich helfen würde. Meist sagen wir „Hektik" und „Hetze" dazu oder ganz einfach: „Ich habe sooo viel Stress!" Wir *haben* ihn nicht, sondern wir *machen* ihn uns, weil wir schlecht mit dem Quantum Stress, das schon da ist, *umgehen*. Wir meinen, dass uns der Stress den Atem raubt, aber es ist nicht der Stress, sondern wir *selbst* gönnen uns keine Zeit zum Atmen mehr, keine Atempause, und darum erleben wir auch das befreite Aufatmen nicht. Aufatmen bedeutet, „daß wir zu uns selber kommen und damit offen werden für das, was wertvoll ist, was Geist und Seele wirklich 'nährt'", schrieb der Theologe Otto Haendler. Sich Zeit zu *nehmen*, um die Prioritäten zu ordnen, sei kein Zeitverlust, fügte er hinzu. „Verraten ist nur der, der aus der Hetze sich nicht mehr herauswagt, und er schafft gewiß nicht mehr, als wenn er sich die Zeit zur Stille nimmt".

Leben oder gelebt werden, das ist die Frage. „Ich reagiere nur noch", sagte Klaus, als in der Vorweihnachtszeit eine Veranstaltung die andere jagte und er von Auftritt zu Auftritt hetzte. „Nur noch reagieren" ist das Ende der Kreativität und der Anfang des Burnout. Als Rita ihn aufforderte, sich einen Tag zwischendurch zu Entspannung und stiller Besinnung zu nehmen, war er gekränkt: „Du meinst wohl, dass ich mir den Stress nur einbilde und in Wirklichkeit so viel Zeit übrig habe, dass ich gerade *jetzt* einfach mal so einen freien Tag dazwischenschieben kann?!" Aber sie hatte recht. „Du musst einen Gang herunterschalten", pflegt man zu mahnen. Doch häufig ist das zu wenig. Wir müssen *an*halten, um *inne*zuhalten. Wir müssen *stehen*bleiben, um wieder einen ruhigen Standpunkt einnehmen zu können. Rita hatte den Mut, nicht auch selbst beleidigt zu sein, sondern Klaus konstruktiv zu widersprechen: „Ich weiß, dass es nicht einfach ist, aber deine Arbeit verliert immer mehr an Qualität und unsere Beziehung leidet unter deinen schlechten Nerven. Ich weiß, dass es schwer für dich ist, dir diese Zeit zu nehmen. Aber es ist noch schwerer für dich und für mich, wenn du es nicht tust." Ritas souveräner Widerstand half Klaus zur Besinnung. Er nahm sich die Auszeit, ordnete in der Stille seine Prioritäten neu, sagte einige Termine, die nicht unbedingt nötig waren, ab. Sie feierten ein friedliches und schönes Weihnachtsfest, ganz ohne die große Hektik.

Um die Prioritäten sinnvoll zu ordnen, müssen Sie sich Zeit *nehmen*, um ungestört nachdenken zu können: Stimmt das, was ich tue, eigentlich noch mit meinen Zielen überein? Was *sind* eigentlich meine Ziele - worauf will ich hinaus? Lebe ich gesund? Was vernachlässige ich - und um welchen Preis? Zum Beispiel zeigte eine Untersuchung an Menschen, die lange lebten und dabei glücklich waren, dass sie sich überdurchschnittlich viel Zeit zum *Spielen* nahmen. Spielen ist eine wichtige Quelle schöpferischer Intelligenz.

Der Balanceakt der Stressregulierung besteht nicht zuletzt in der Ausgeglichenheit der Rollen, die wir einnehmen. Dazu brauchen wir einen weiten Horizont, in dem unterschiedliche Beziehungen und die Pflege des bunten Spektrums unserer Talente und Neigungen Raum hat. Einseitigkeit führt auf die Dauer zu Mangelschäden. Meinen Sie, dass Sie sich diese Horizonterweiterung nicht leisten können, weil Zeit und Raum in Ihrem Alltag zu vollgestopft sind? Dann fragen Sie sich bitte, worauf Sie um der Balance willen verzichten können und wollen. An vielem hängen wir nur aus Gewohnheit. Entrümpeln Sie Ihren Alltag so, wie Sie es mit Ihrem Keller oder Dachboden machen würden. So viele Gegenstände bewahren wir nur auf, weil es ja sein *könnte*, dass wir sie noch einmal brauchen, oder weil „man" so etwas nicht fortgibt. Überprüfen Sie Ihre vertrauten Gewohnheiten und Pflichten, indem Sie sich überlegen: Was wäre denn, wenn es *nicht* mehr da wäre? Was wäre denn schlimm daran? Wäre meine Lebensqualität dadurch tatsächlich eingeschränkt? Wenn Sie konsequent danach fragen, werden Sie erkennen, dass es oft gerade umgekehrt ist: Vielleicht kostet es ein bisschen Wehmut beim Abschied, aber der Gewinn an Freiheit stellt das weit in den Schatten.

Was die Prioritäten im Beziehungsbereich angeht: Es ist schon richtig, wenn Sie sagen, dass es vor allem auf die *Qualität* ankommt und nicht so sehr auf *Quantität.* Doch man kann sich damit auch gut selbst betrügen. Wer wirklich auf die Qualität der Beziehung zu Ehepartner, Familie und Freunden Wert legt, bei dem wird es sich auch in der Quantität der Zeit niederschlagen, die er mit ihnen verbringt. Und je mehr die Quantität vernachlässigt wird, desto geringer wird auch die Qualität.

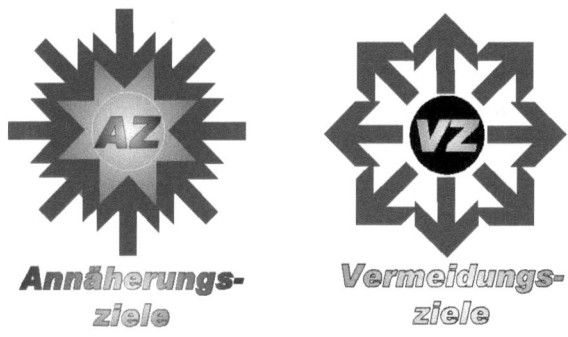

Abbildung 9: Die Hin-zu-Bewegung der Annäherungsziele und die Weg-von-Bewegung der Vermeidungsziele.

In der Neuropsychologie weiß man heute, dass es im Gehirn zwei gegensätzliche motivationale Systeme gibt. „Motivational" bedeutet, dass es darum geht, auf welche Weise wir uns motivieren. Die Systeme heißen *Behavioral Activation System* und *Behavioral Inhibition System*, kurz *BAS* und *BIS*. Das BAS veranlasst uns, dass wir *aktiv* und offensiv auf Ziele *zugehen* wollen, das BIS veranlasst uns dazu, dass unsere Ziele darin bestehen, Ereignisse zu verhindern, die uns sehr unangenehm wären (Abbildung 9). Ob das BIS oder das BAS bei einem Menschen vorherrscht, ist zu einem guten Teil genetisch bedingt. Es steht aber fest, dass in jedem Menschen beide Systeme wirksam sind und dass es möglich ist, durch geduldiges Üben Einseitigkeiten zu verändern. Wieder geht es um die Balance: Bin ich in der Lage, die beiden Systeme in einer für mich stimmigen Ausgewogenheit zu halten?

Die Annäherungsziele des BAS sind mehr mit positivem Stress verbunden, die Vermeidungsziele des BIS mehr mit negativem. Der Grund dafür ist leicht zu verstehen. Stellen Sie sich vor, dass Sie eine Reise nach Südamerika machen. Niemand dürfte es wissen, weil Sie auf der Flucht wären. Man würde Sie international steckbrieflich suchen. In Südamerika angekommen wären Sie zwar erleichtert, aber durchaus noch nicht völlig sicher. Zweifellos hätten Sie viel negativen Stress. Nun stellen Sie sich dieselbe Reise nochmals vor. Niemand wäre hinter Ihnen her. Liebe Freunde würden Sie dort willkommen heißen. Sie würden eine wunderschöne Gegend besuchen. Schon seit Monaten hätten Sie Bildbände, Reiseberichte und Landkarten studiert. Sie hätten auch Stress, aber wahrscheinlich überwiegend positiven. Das aktive Verfolgen von Annäherungszielen kostet Mühe, die sich lohnt: Sie setzt Energie frei. Der Fluchtbewegung, um unerwünschte Erfahrungen zu vermeiden, fehlt der belebende Erfolg. Immer gerade noch einmal entkommen zu sein, reicht nicht aus, um sich des Lebens zu freuen. Das ändert sich erst, wenn man sich auf Annäherungsziele konzentriert, die so lohnend sind, dass die Vermeidungsziele dadurch zweitrangig werden.

Wenn sich einem Vermeidungsziel nicht ein entsprechendes Annäherungsziel zugesellt, kann das Vermeidungsverhalten recht leicht zum Selbstläufer werden, nach dem Motto: „Ich habe Angst, daran gehindert zu werden, mein Ziel zu erreichen, aber ich weiß gar

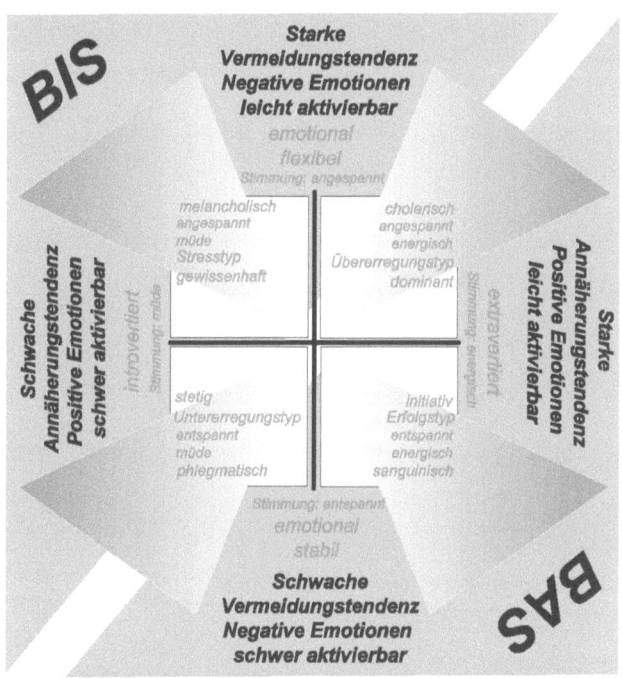

Abbildung 10: Das Vermeidungssystem BIS und das Annäherungssystem BAS als neuropsychologischer Hintergrund der Temperamente. Die hohe Spannung des Übererregungstyps entsteht dadurch, dass sich in ihm sowohl starke Annäherungs- als auch starke Vermeidungstendenzen begegnen. Der Motivationsmangel des Untererregungstyps resultiert aus dem Zusammenkommen schwacher Annäherungstendenzen und schwacher Vermeidungstendenzen. Beim Erfolgstyp dominieren starke Annäherungstendenzen, beim Stresstyp starke Vermeidungstendenzen.

nicht, welches." Einem Menschen sitzt die Angst im Nacken, er ist auf der Flucht, aber er hat nichts vor Augen, für das es sich zu fliehen lohnen würde. Vermeiden ist immer ein Angstverhalten: Ich muss aufpassen, dass mir etwas nicht widerfährt, und dafür brauche ich besondere Aufmerksamkeit, die mir dann aber nicht für das Erreichen von Annäherungszielen zur Verfügung steht.

Übermäßig dominierende Vermeidungsziele hemmen das Erreichen von Annäherungszielen. Das Stressmanagement gelingt wesentlich besser, wenn Sie sich darin üben, sich deutlich mehr auf Ihre Annäherungsziele als auf Ihre Vermeidungsziele zu konzentrieren.

Sie vermuten richtig: Die Systeme BIS und BAS bilden die neurophysiologische Grundlage der Temperamente. Abbildung 10 zeigt die Zuordnung.

Mit der folgenden Tabelle können Sie die Stärke der wichtigsten Annäherungs- und Vermeidungsziele bei sich selbst einschätzen.

Test: Schätzen Sie Ihre Annäherungs- und Vermeidungsziele ein

Kreuzen Sie unabhängig davon an, ob sie diese Ziele tatsächlich erreichen oder ob sie es nur wünschen.

Annäherungsziele	ganz unwichtig	eher unwichtig	eher wichtig	sehr wichtig
Zärtlichkeit und Liebe in einer engen Beziehung	☐	☐	☐	☐
Mit anderen Menschen zusammen sein	☐	☐	☐	☐
Für andere Menschen da sein	☐	☐	☐	☐
Von anderen Menschen unterstützt werden	☐	☐	☐	☐
Anerkennung und Bestätigung erhalten	☐	☐	☐	☐
Geehrt und geachtet werden	☐	☐	☐	☐

Selbständig und frei sein	☐	☐	☐	☐
Eine gute Leistung erbringen	☐	☐	☐	☐
Kontrolle und Übersicht behalten	☐	☐	☐	☐
Mich bilden und Zusammenhänge verstehen	☐	☐	☐	☐
Den Glauben leben und Sinn finden	☐	☐	☐	☐
Abwechslung erleben	☐	☐	☐	☐
Mir selbst vertrauen können	☐	☐	☐	☐
Mir selbst etwas Gutes tun	☐	☐	☐	☐

Vermeidungsziele	gar nicht schlimm	nicht so schlimm	eher schlimm	sehr schlimm
Von anderen Menschen getrennt sein	☐	☐	☐	☐
Geringgeschätzt werden	☐	☐	☐	☐
Blamagen erleben	☐	☐	☐	☐
Kritisiert werden	☐	☐	☐	☐
Abhängig sein	☐	☐	☐	☐
Verletzungen und Spannungen erleiden	☐	☐	☐	☐
Schwäche zeigen müssen	☐	☐	☐	☐
Hilflosigkeit erleben	☐	☐	☐	☐
Versagen	☐	☐	☐	☐

Betrachten Sie das Ergebnis. Was überwiegt? In welcher Beziehung könnte das Resultat zu Ihrem Stresstyp stehen? In welchem Verhältnis stehen Vermeidungs- und Annäherungsziele bei Ihnen zueinander? Welche Annäherungsziele erreichen Sie gut und bei welchen klaffen Wunsch und Wirklichkeit auseinander? Was können Sie tun, um diese Ziele effektiver anzugehen?

Meine persönlichen Annäherungsziele:

_____

_____

_____

Diese konkreten Schritte nehme ich mir vor, um meine persönlichen Annäherungsziele zu erreichen:

_____

_____

_____

_____

_____

Verankern Sie Ihr Leben dort, wo Sinn ist

„Viele Menschen fühlen sich ganz einfach deswegen gestreßt, weil sie nicht wissen, was sie tun wollen oder auch nur tun können. Sie fühlen sich nutz- und orientierungslos und sehen keinen Sinn in ihrem Leben", steht in einem Ratgeberbuch über das Problem der chronischen Müdigkeit. Das ist sicher richtig. Und die endlose Suche nach der fehlenden Sinnmitte des Lebens treibt die Stressspirale immer höher.

Warum ragt der Faktor „positive Gottesbeziehung" in der Untersuchung von Ronald Grossarth-Maticek und in vielen anderen Studien, die vor allem in den USA durchgeführt wurden, als Ursache guter Gesundheit so heraus? Worin liegt seine stressmindernde Wirkung? Eine Antwort darauf hat Aaron Antonowsky (1923-1994) gegeben. Als der israelische Medizinsoziologe herausgefunden hatte, dass fast 30 Prozent der KZ-Überlebenden eine gute psychische Gesundheit aufwiesen, begann er nach den Gründen dafür zu forschen. Drei Hauptmerkmale schälten sich heraus:

1. Diese Menschen glaubten an einen *Sinn* im Leben. Sie vermochten es, Stresserfahrungen nicht isoliert und verständnislos zu betrachten, sondern sie in einen größeren Verstehenszusammenhang einzuordnen.
2. Sie waren sich ihrer *Ressourcen* bewusst und konnten sie für sich aktivieren: Die Kraftquellen menschlicher Beziehungen und des Glaubens an Gott.
3. Es gab Bereiche im Leben dieser Menschen, die hohe *Bedeutsamkeit* für sie hatten und die sie in hohem Maß motivierten.

Antonowsky erkannte, dass diese Eigenschaften allerdings auch irgendwie im Übermaß vorhanden sein können. Dann werde ein starrer Rigorismus daraus. Er unterscheidet darum zwischen *rigidem* und *starkem* Glauben. Menschen mit rigidem Glauben würden „darauf bestehen, daß geradezu alles verstehbar, handhabbar und bedeutsam ist." Damit würden sie ihr schwaches Selbstbewusstsein schützen. Solche Menschen wirken oft so, als müssten sie unbedingt ihre moralische Überlegenheit beweisen. Sie erzeugen ein krankmachendes Frömmigkeitsklima. Auch der starke Glaube weiß sich „fundamentalen Prinzipien und festen Regeln verpflichtet und wird durch sie geleitet", sagt Antonowsky. „Dennoch ist er autonom und flexibel." Menschen mit solchem Glauben seien selbstbewusst und weltoffen und sie würden besser mit ihrer Gesundheit umgehen. Grossarth-Maticek weist ebenfalls ausdrücklich darauf hin, dass die Gottesbeziehung wirklich *positiv* sein muss, um gesundheitsförderliche Wirkungen zu haben. Der gesunde Glaube sei nicht von „Pflicht, Routine und Zwang" dominiert, sondern *bedürfnisorientiert*. Ungesunder Glaube ist hingegen angstbestimmt. Ein bedrohliches Gottesbild herrscht vor. Dort zwingen die „frommen Ungeister" des Misstrauens den Menschen dazu, „alles zu opfern, sein Ich, seinen Wert, seine Individualität, seine Bedürfnisse", schreibt der Theologe Anselm Grün. Weil die seelischen und spirituellen Grundbedürfnisse miteinander so wie Außen- und Innenseite derselben Angelegenheit ein Ganzes bilden, wirken sich ungesunde seelische Einstellungen auch krankmachend auf den Glauben aus, indem etwa die Person dann „aus seiner psychischen Not eine religiöse Tugend" macht, erklärt Wybe Zjilstra, ein anderer Theologe. „So wird z.B. das Unvermögen, für sich selbst zu sorgen, als aufopfernde Gesinnung betrachtet und mit dem Opfer gleichgesetzt, das Christus von uns fordert."

Gesunder Glaube geht nach dem Neuen Testament aus der Überzeugung hervor, von Gott bedingungslos geliebt und angenommen zu sein. Je mehr sich diese Überzeugung durchsetzt, desto weniger ist der Glaube von Angst bestimmt.[6] Eine angstfreie Atmosphäre des Angenommenseins ist die beste Voraussetzung dafür, sich auch selbst anzunehmen, was wiederum die Voraussetzung für Selbstbewusstsein, Selbstvertrauen und Selbständigkeit ist. Selbstannahme ist der Schlüssel zur positiven Lebensentfaltung des Menschen.

Nach Antonowsky ist es auch wichtig für die Tragkraft von Glaubensvorstellungen, die Sinnverankerung nicht bei Lehren zu suchen, die sich noch nicht genügend bewährt haben und darum vielleicht nicht halten, was sie versprechen. Die beste Stabilität biete die tiefe Verzwurzelung in einer Weltanschauung, „die seit langem ihre Fähigkeit zum Überleben unter Beweis gestellt hat". Der Glaube der von Antonowsky untersuchten Menschen war überwiegend jüdisch, während die Personen mit hohen Werten bei Faktor „positive Gottesbeziehung" in der Studie von Grossarth-Maticek überwiegend Christen waren. Beide Glaubensrichtungen haben jahrtausendealte gemeinsame Wurzeln. Für uns Menschen des immer noch christlich geprägten Abendlandes gibt es eigentlich keinen vernünftigen Grund, die spirituelle Verankerung in islamischer, hinduistischer, buddhistischer oder animistischer Religiosität zu suchen. „Warum in

---

[6] 1. Johannes 4,17-19.

die Ferne schweifen, wenn das Gute liegt so nah?" Wer für sich selbst erkennt, dass das spirituelle Bedürfnis die Mitte aller anderen seelischen Grundbedürfnisse ist, ohne die sie gar nicht wirklich erfüllt sein können, braucht sich nicht von den Einwänden aufhalten zu lassen, dass die Kirche der Kreuzzüge und Hexenverfolgungen nicht glaubwürdig sei, dass der Papst Empfängnisverhütung verneint, dass katholische Priester nicht heiraten dürfen, dass es Christen gibt, die gar nicht christlich leben, dass es in der Kirche langweilig und antiquiert zugeht und was alles mehr an Argumenten gegen den Glauben genannt wird. Denn erstens ist noch immer alles wirklich Wertvolle unter den Menschen durch billige Nachäffungen und unverantwortliche Verzerrungen entstellt worden und zweitens weist die Geschichte der anderen Religionen gewiss nicht weniger Abstoßendes auf. Warum sollten sie dann *besser* für uns sein? Trotzdem ist es merkwürdigerweise in unserem Kulturkreis Mode geworden, sein Heil eher dort und bei esoterischen Modelehren als hier zu suchen.

Viel zu oft und viel zu einseitig werden die Schattenseiten der abendländischen Religionsgeschichte zur Sprache gebracht, viel zu selten wird daran erinnert, dass keine Bewegung der Welt so viel für Freiheit und Menschenwürde bewirkt hat wie das Christentum. Die Menschenrechte, die soziale Verantwortung, die Befreiung von Kunst und Wissenschaft sind auf dem Boden des christlichen Glaubens entstanden. Der Humanismus ist in hohem Maß vom Christentum geprägt. Wer genau hinsieht, der erkennt, dass die guten Früchte des christlichen Glaubens von Anfang an dort wuchsen, wo sich lebendiger, gesunder Glaube in der manchmal bis zum Martyrium gehenden Auseinandersetzung mit den Nachäffungen, Verzerrungen und Entstellungen durchsetzte und die Kirche erneuerte. Das waren immer Menschen, die aus der originalen Quelle dieses Glaubens schöpften, Menschen, die mit der *Bibel* vertraut waren und aus ihr den Unterschied zwischen befreiendem und versklavendem Glauben kannten. Dort lernten sie Gott nicht als den großen Unterdrücker, sondern als den Erfüller unserer tiefsten seelischen Bedürfnisse kennen. Schon sehr viele Menschen haben sich allein dadurch, dass sie endlich einmal das Neue Testament im Original zu lesen begannen und seine Worte auf sich wirken ließen, von der Wahrheit und Menschenfreundlichkeit des christlichen Glaubens überzeugen lassen.

Dass Gott *der Herr* und *der Vater* ist, darf nicht davon abgelöst werden, dass er auch *der Befreier* und *die Liebe* ist. Er ist *Herr* um der Liebe und der Freiheit willen, und er ist *Vater*, um uns Freiheit und Liebe *persönlich* zu vermitteln, indem er uns zu seinen *Kindern* macht, mit seinem Geist beschenkt und uns liebevoll erzieht, damit wir selbst kontrolliert und eigenständig in wahrer Freiheit und Liebe leben können. Das *bedrohliche* Gottesbild wird vom *Miss*trauen, das *bedürfniserfüllende* Gottesbild wird vom *Ver*trauen bestimmt. Gott sei Dank: So stellt sich uns Gott selbst in der Bibel vor. Sie erlaubt uns, Gott *vertrauensvoll* als *Vater* anzureden. Indem wir ein neues Verhältnis des kindlichen Urvertrauens zu Gott als unserem Vater erhalten, werden angstfreie „produktive Ressourcen aktiviert", weil wir durch die Erfahrung der Kraft Gottes „verwandelt und zu einem neuen Leben motiviert" werden, wie Gerd Theissen, ein Theologe unserer Tage, treffend formuliert.

Ein weiterer zeitgenössischer Theologe, Manfred Josuttis, sieht die Kraft des christlichen Glaubens geradezu als den *Gegenpol* zu negativem Stress an: Aus dem Glauben gehe „ein Kreislauf von Lebenskraft" hervor. Daraus entstünden „Erfahrungen, die das genaue Gegenteil zur Situation von Streß, Überdruß und Ausgebranntsein bewirken. Im Streß ist man leer [...]. Im Streß muß man alles, Glaube, Hoffnung und Liebe, sich abzwingen und aus sich herauspressen. In Christus erfährt man die Gnadengaben im Fließen. [...] In Christus strömt die Fülle dessen, der alles in allem erfüllt, weil hier die Ankoppelung an den kosmischen Lebensgrund gelingt, dem sich alles Leben verdankt." Damit lässt sich wohl auch das immer besser fundierte Forschungsergebnis begründen, dass tatsächlich große stressmindernde und heilende Wirkung in der Kraft des Glaubens liegt. Mittlerweile werden weit mehr als 1000 wissenschaftliche Untersuchungen gezählt, die das bestätigen.

Gesunder Glaube geht auf ein gesundes Gottesbild zurück. Es ist dadurch gekennzeichnet, dass die vier Schwerpunkte *Vater, Herr, Befreier* und *Liebe* nicht gegeneinander ausgespielt werden, sondern in einem ausbalancierten Verhältnis zueinander angstfrei bejaht werden. Je nach Bedürfnistyp bedeutet Balance nicht vollkommenes Gleichmaß, sondern nichts weiter als maßvolle individuelle Schwerpunktsetzung, so dass immer noch genug Gegengewicht auf der anderen Seite vorhanden ist, um nicht sozusagen in die Einseitigkeit umzukippen und dadurch Gleichgewicht und Kontrolle zu verlieren.

So wie wir Gott sehen, verhalten wir uns auch zu ihm. Darum ist der gesunde Glaube gesund *gelebter* Glaube. Jedem der vier Gottesbilder entspricht auch eine Glaubens*aktivität* oder, mit anderen Worten: Jede Art, den Glauben zu praktizieren, hat ein General*thema*, das aus dem Gottesbild hervorgeht. Die vier Grundthemen der Glaubenspraxis sind *Autonomie, Freiheit, Hingabe* und *Gehorsam*. Die Tabelle erläutert die Begriffe kurz und stellt den Zusammenhang dar.

Seelisches Bedürfnis	Spirituelles Bedürfnis	Passendes Gottesbild	Kernpunkt Glaubenspraxis
Eigenständigkeit	Einzigartige Persönlichkeit mit unverlierbarem Wert	Gott ist Vater	*Autonomie.* - Kritikfähigkeit, Eigenverantwortlichkeit bei innerer Unabhängigkeit. Bejahung des Selbstwerts.
Lebensfreude	Vollkommene Freiheit ohne jede Angst	Gott ist Befreier	*Freiheit.* - Echte Freiheit ist mehr eine Freiheit *für* als eine Freiheit *von*. Pervertierte Freiheit flieht vor dem Leben. Echte Freiheit ist ganz dem *Leben* zugewandt.
Gemeinschaft	Vollkommene Liebe und Geborgenheit	Gott ist Liebe	*Hingabe.* - Der Akt des wirklichen zu- und hinhörenden Achtgebens auf das Gegenüber. Das aktive Bemühen um das, was dem anderen dient.

Kontrolle	Vollkommene Sicherheit, umfassender Sinn	Gott ist Herr	*Gehorsam*. - Die organische Folge aus dem Zu- und Hinhören. Diese Achtsamkeit lässt auch die Grenzen wahrnehmen, die durch die Würde des Gegenübers gesetzt sind.

Ich schlage Ihnen vor, gleich zu überprüfen, ob Ihre Gottesbeziehung gesund ist und wie es um die Erfüllung Ihres persönlichen Bedürfnisses nach Spiritualität bestellt ist. Dazu können Ihnen die folgenden Aufgaben und Fragen behilflich sein.

1. Schauen Sie sich noch einmal an, was für ein Bedürfnistyp Sie sind. Nehmen Sie die Tabelle im Kapitel „Das spirituelle Grundbedürfnis" hinzu. Was sagt Ihr Bedürfnisschwerpunkt über Ihr Gottesbild?
2. Ist Ihr Gottesbild von Angst, Misstrauen und Unglauben bestimmt oder von Vertrauen und Dankbarkeit?
3. Wie geht es Ihnen mit der Gegenseite Ihres bevorzugten Gottesbildes? Machen Ihnen diese Gottesvorstellungen Angst oder wünschen Sie sich, daran glauben zu können?
4. Schauen Sie noch genauer hin, wo Angst und Ablehnung Ihr Gottesbild dominiert. Wie würde Sie sich diesen Aspekt denn vorstellen, wenn er *nicht* von der Angst überschattet wäre? Als Hilfe können Sie eine Bibel nehmen und die angegebenen Stellen dazu nachlesen.
5. Betrachten Sie nun unter denselben Gesichtspunkten Ihre persönlichen Kernpunkte der Glaubenspraxis: Was steht für Sie im Vordergrund? Was ist

angstbesetzt? Wie wäre es *ohne* die Angst?
6. Fassen Sie *einen* Vorsatz: Um mein spirituelles Grundbedürfnis ausgeglichener zu erfüllen, werde ich

_____

_____

_____

_____

Vielleicht war diese Übung wichtig für Sie, weil Sie *an*gedacht haben, was in Zukunft für Sie zentraler Inhalt einer neuen, ausbalancierten Lebensweise sein kann. Wenn Sie sich das so vorstellen können, kommt es jetzt entscheidend darauf an, dass Sie weitere Schritte tun. Dazu möchte ich Ihnen zwei Empfehlungen geben:

1. Entdecken Sie neu für sich selbst das *Gebet*. Stellen Sie sich dazu Gott als Ihr persönliches Gegenüber vor, das Sie wie einen Menschen ansprechen können. Wählen Sie für diese Vorstellung das Gottesbild, das für Sie am wenigsten mit Angst und Ablehnung verbunden ist. Beobachten Sie über einen längeren Zeitraum Ihre Erfahrungen mit dem Gebet.
2. Entdecken Sie neu für sich selbst die *Bibel*. Fangen Sie im Neuen Testament bei den Evangelien an und *meditieren* Sie regelmäßig Abschnitte aus den Evangelien. Beginnen Sie mit den Texten, die Ihnen am liebsten und verständlichsten sind und bei denen Sie am wenigsten Angst und Wider-

stand überwinden müssen. Der ehemalige Bundespräsident Gustav Heinemann soll einmal gesagt haben: „Jeder Mensch kann in der Bibel *eine* Stelle finden, die ihm etwas sagt. Von dort aus wird es hell." Ich denke, das ist ein sehr gutes Motto für den Start, ebenso wie der Satz Martin Luthers: „Die Schrift ist ein Kräutlein: Je mehr du es reibst, desto mehr duftet es."

Wahrscheinlich werden Sie allmählich sehr persönliche und nachhaltig wirkende Begegnungen mit diesen Geschichten und Worten und dem Geist, aus dem heraus sie geschrieben wurden, erleben, und damit die Erfahrung einer offenen Tür in den lebendigen Glauben hinein. Versuchen Sie dazu weniger, aktiv intellektuell in die Texte einzudringen, als sich ihnen hinzugeben und sie auf sich wirken zu lassen.

Dieser Weg ist durchaus nichts Kompliziertes. Zunächst geht es um gar nichts anderes als um wirkliches *Zur-Ruhe-kommen* und *Stillwerden*. Es gibt eine Reihe von christlichen Einkehrhäusern, die dazu einladen, dies unter Anleitung und in angenehmer Atmosphäre zu erfahren. Einige Internetadressen finden Sie im Anhang.

Stabilisieren Sie Ihre Beziehungen

Weil die Kraftquelle guter Beziehungen so eine große Rolle für die psychische Stabilität spielt, lohnt es sich, sie noch etwas genauer zu betrachten. Die Individualisierung unserer Gesellschaft hat viel Freiheit gebracht, aber sie ist weitgehend aus dem Gleichgewicht geraten. Nicht zuletzt die Auflösungserscheinungen des sozialen Modells „Familie" haben dazu geführt, dass bei sehr vielen Menschen das seelische Grundbedürfnis nach Gemeinschaft stark und nachhaltig frustriert wurde und wird. Tragischerweise ist dieses *Bindungsbedürfnis* das grundlegende für die anderen, was heißt: Seine Befriedigung in der frühen Kindheit ist die wichtigste Voraussetzung dafür, dass auch die drei weiteren angemessene Erfüllung finden.

Sagen wir es positiv: Um der seelischen Ausgeglichenheit willen lohnt es sich sehr, in Beziehungen zu investieren! Sie sind ein sehr guter Schutz gegen negativen Stress. Was das für den Einzelnen bedeutet, hängt aber davon ab, welcher Bedürfnistyp er ist. Um das zu erklären, bieten sich wieder Rita und Klaus an. Ritas Bedürfnisschwerpunkt liegt, was das Beziehungsthema angeht, auf der Eigenständigkeit. Klaus bevorzugt die Gemeinschaftlichkeit. Bei oberflächlicher Betrachtung ist Klaus im Beziehungsbereich Rita gegenüber im Vorteil, denn er strebt sozusagen von Natur aus nach engem Kontakt. Rita muss dazu erst einmal Ängste überwinden, und wenn sie zu viel Nähe erlebt, erfährt sie negativen Stress. Aber Klaus neigt auch dazu, sein Bindungsbedürfnis auf Kosten der Eigenständigkeit auszuleben, ebenso wie Rita dazu neigt, die Gemeinschaft ihrer Individualität zu opfern. Klaus übt Macht aus, indem er andere an sich bindet, Rita übt Macht aus, indem sie andere auf Abstand hält. Klaus wirkt manchmal überfürsorglich, überverantwortlich und allzu mitfühlend, Rita wirkt manchmal unnahbar, abweisend und egoistisch. Rita investiert in Beziehungen, wenn sie die Herausforderung annimmt, aus sich herauszugehen und sich gegen ihre Neigung auf andere einzustellen und sich freundlich um sie zu kümmern. Klaus investiert in Beziehungen, indem er die gegenteilige Herausforderung annimmt: Bei sich selbst zu bleiben und ein echtes Gegenüber zu sein, mit eigener Meinung, eigenem Profil, eigenem Stil, eigenem Willen und eigenen Grenzen. Gerade so erfährt er den Respekt anderer Menschen und dadurch vertiefen sich seine freundschaftlichen Beziehungen.

Für Paare ist natürlich die Pflege ihrer Partnerschaft vorrangiges Investionsgebiet. Jedem Paar stehen zehn Bereiche zur Verfügung, in denen es an der Beziehungsstabilisierung arbeiten kann. Sie sind in der Tabelle aufgeführt. Wenn Sie in einer Partnerschaft leben, können Sie sich jetzt zu jedem Bereich überlegen, worin Sie augenblicklich die Schwächen und Stärken der Bereiche sehen und was zu tun wäre, um dort die Stabilität zu erhöhen. Am besten kopieren Sie die Seite und bitten Ihren Partner, die Übung auch zu machen. Tauschen Sie sich danach über Ihre Ergebnisse aus und vereinbaren Sie konkret, woran Sie arbeiten wollen.

Bereich	Unsere Stärken in diesem Bereich	Unsere Schwächen in diesem Bereich	Schritte zur Stabilisierung
Kommunikation			
Umgang mit Konflikten und Problemen			
Zurechtkommen mit der Persönlichkeit des Partners			
Umgang mit den Finanzen			

Gemeinsame Freizeitgestaltung			
Sexualität			
Erziehung der Kinder (falls vorhanden)			
Verhältnis zu Verwandten und Bekannten			
Rollenverteilung			
Spiritualität			

Neuere Forschungsbefunde scheinen übrigens zu zeigen, dass es einen engen Zusammenhang zwischen Beziehungserfahrungen und dem Hormonhaushalt gibt. Man fand zum Beispiel, dass Frauen, die sich aggressiv-dominanten Männern unterwerfen, vermehrt Probleme mit dem Menstruationszyklus haben und dass es ein stressminderndes Hormon gibt, das sowohl beim Vorgang des Stillens als auch in der erotischen Liebe ausgeschüttet wird. Liebe ist gut gegen Stress!

Planen Sie Ihre Zeit konsequent und lebensfreundlich

„Ich habe leider *so* wenig Zeit. Ich stehe *so* unter Druck!" Fast wie eine Beschwörungsformel hört sich dieser Satz an, der wohl einer der häufigsten ist, den die Vielbeschäftigten unserer Tag von sich geben, wenn jemand sie etwas fragt, bittet oder ihnen eine Anregung gibt - und paradoxerweise sind sie oft auch noch stolz darauf.

Ist das wahr? Sind 24 Stunden zu wenig? Ein Cartoon in einer kirchlichen Zeitschrift zeigte einen Pfarrer mit Demonstrationsplakat, auf dem zu lesen war: „Wir fordern den 35-Stunden-Tag!" Nein, hat schon Seneca, der römische Philosoph, gesagt, nicht die *wenige* Zeit sei das Problem, sondern die *viele ungenutzte*! Wenn Sie selbst ein zeitlich Überlasteter sind, mögen Sie das als Provokation empfinden. „Wenn ich sie hätte, dann *würde* ich sie doch auch nutzen!" Aber *wie* nutzen Sie denn Ihre Zeit? Leben Sie oder *lassen* Sie sich leben? Wer *zwingt* Sie denn dazu, ein Packesel zu sein? *Wirklich* die anderen?

Was der Stressforscher Mihaly Csikszentmihaly dazu schreibt, provoziert erst recht: Bei der Klage „Ich habe keine Zeit!" handele sich „meist um eine Ausflucht, weil man das eigene Leben nicht in die Hand nehmen will", meint er. „Aber wie viele der Dinge, die man tut, sind wirklich vonnöten? Und wie viele unserer Anforderungen ließen sich reduzieren, wenn wir ein wenig Energie in die Priorisierung, Organisation und Rationalisierung der Routinearbeiten investierten [...]! Gewiß, wenn wir uns die Zeit durch die Finger rinnen lassen, wird bald keine mehr übrig sein. Man muß lernen, mit ihr hauszuhalten - aber nicht so sehr, um in irgendeiner fernen Zukunft zu Reichtum zu kommen und Sicherheit zu erlangen, sondern um das Leben im Hier und Jetzt zu genießen."

„Ein Zeitkompressor - das ist der moderne Mensch!" steht in einem Buch über „die Krankheit 'Ich habe keine Zeit'", das schon vor 50 Jahren geschrieben wurde. *Kompression* der Zeit scheint bei vielen zur *Depression* des Gemüts zu führen. Für die Nachkriegszeit ist ein ungeheures Anwachsen depressiver Störungen zu verzeichnen. Die Kompression der Zeit ist eine Sackgasse. Durch Druck vermehrt sie sich nicht. Es ist Illusion, ihre Summe dadurch vergrößern zu wollen. Nur durch vernünftige *Einteilung* der Zeit löst sich das Problem.

Prioriätensetzung ist Zeitplanung im Groben, Zeitplanung ist Prioritätensetzung im Konkreten. Wer nicht plant, der plant Versäumnisse. Wer nicht *konkret* plant, braucht *mehr* Disziplin als jemand, der sich an bestimmten Tagen und Uhrzeiten ausrichtet, denn er muss in der Situation jeweils neu entscheiden, was er tun und lassen will, ob er etwa noch den nächsten interessanten Fernsehfilm anschauen oder lieber gleich ins Bett gehen möchte. Das ist eine immer neue Belastung und mit sehr vielen Gelegenheiten zum Selbstbetrug verbunden. Anstrengung ohne genaue Zeitplanung ist wie Holzhacken mit stumpfer Axt. Die Uhr ist eine sehr gute und hilfreiche Erfindung. Noch nie hat eine Uhr einen Menschen tyrannisiert. Wir *selbst* schaffen uns die Probleme, indem wir mit dem guten Werkzeug schlecht umgehen.

Prioritätensetzung *ohne* konkrete Zeitplanung bedeutet, dass Sie Ihren inneren Schweinehund frei laufen lassen und hoffen, er möge sofort herzuspringen und „bei Fuß" gehen, wenn sie ihm pfeifen; Prioritätensetzung *mit* konkreter Zeitplanung bedeutet, dass Sie ihn an die Leine nehmen. Natürlich schränkt das einerseits die Freiheit ein - aber fragen wir doch ehrlich: *Welche* Freiheit - meine oder die des Schweinehunds?

Und natürlich kann man das zwanghaft übertreiben, aber bekanntlich hebt Missbrauch den rechten Gebrauch nicht auf.

Sie müssen Ihre eigene Strategie für Ihr Zeitmanagement finden. Berücksichtigen Sie dabei bitte, welcher Bedürfnistyp Sie sind. Wenn *Lebensfreude* Ihr Schwerpunkt ist, hat Ihr Schweinehund das Wesen eines Windhunds, darum braucht er eine lange Leine und Sie müssen ihn auch immer wieder mal einfach losmachen und rennen lassen. Aber gehen Sie sicher, dass Sie ihn dann auch wieder einfangen! Als *Eigenständigkeitstyp* gleicht Ihr Schweinehund dem Spürhund - wenn er Interessantes wittert, kann er ganz schön unangenehm an der Leine zerren, und wenn Sie ihn losmachen, kann es sein, dass er auf seiner Fährte alles um sich herum vergisst. Aber er braucht das auch - gönnen Sie sich darum genug Zeit, sich in Projekte zu vertiefen, die Ihr Interesse ganz in Anspruch nehmen dürfen. Der Schweinhund des *Gemeinschaftstyps* ähnelt dem riesigen Kuscheltier, das mir unangenehmerweise regelmäßig bei Jogging und Spaziergang begegnet. Es ist hoch erfreut über jede Begegnung mit jedem menschlichen Wesen und springt es begeistert an, wenn Frauchen es nicht schafft, es am Halsband festzuhalten. Und dann wäre da noch der Schweinehund des *Gewissenhaften*. Ihm ist es eine Ehre, jederzeit und in jeder Lage ohne Leine „bei Fuß" zu gehen. Der Verdacht kann aber entstehen, dass er vor lauter Pflichtgefühl gar nicht anders kann. Wenn Sie dort Ihren Bedürfnisschwerpunkt haben, sollten Sie vielleicht dieses Kapitel nicht *allzu* genau nehmen ...

Aber muss uns denn überhaupt das, was uns gut tut, dauernd den Stress kosten, einen *Schweinehund* überwinden zu müssen? Oder ist es vielleicht nur eine weit verbreitete Masche, Disziplin als etwas Mühevolles anzusehen? Man könnte es meinen. Immerhin hat das ja einen doppelten Effekt: Wer Disziplin trotzdem übt, kann damit angeben, weil er etwas schafft, was ja *sooo* viel Mühe kostet, und wer sie vernachlässigt, kann sich damit herausreden, dass sie ja doch *sooo* schwer einzuhalten sei.

„Die Art unserer Zeitverteilung ist ein getreuer Spiegel unserer geheimen, oft sogar unbewußten Interessen", meinte der Arzt und Seelsorger Theodor Bovet. Wir teilen sie *selbst* auf. Und wenn uns die Zeit nicht reicht für all das, was wir aus ihr herausholen wollen, dann liegt es nicht an ihr, sondern an unseren überzogenen Ansprüchen. Ein afrikanisches Sprichwort sagt: „Als Gott die Zeit erschuf, machte er genug davon." Es ist wie mit einem Stück Stoff, das dem Schneider für die Fertigung eines Anzugs zur Verfügung steht. Das Stück ist durchaus groß genug. Zwei Probleme kann der Schneider aber damit bekommen: Seinen Ehrgeiz und seine Nachlässigkeit. Sein Ehrgeiz kann ihn dazu verleiten, den Anzug zu groß(artig) werden zu lassen. Seine Nachlässigkeit kann ihn dazu veranlassen, auf ein sorgfältiges Schnittmuster zu verzichten: Er schneidet einfach darauf los und denkt dabei: „Es wird schon irgendwie reichen", bis aller Stoff zerteilt ist und sich das, was noch zum Anzug fehlen würde, in den unbrauchbar gewordenen Restschnipseln wiederfindet: Vergeudeter Stoff, vergeudete Zeit. Wir schaffen uns *selbst* negativen Stress durch Unterforderung und Überforderung, indem wir uns nicht genug auf die *vorhandene* Zeit einstellen.

Vergessen Sie auch nicht, genügend Zeiträume einzuplanen, in denen Sie wirklich die Zeit *haben*, das zu tun und zu lassen, was Sie genießen können und was

Ihnen Erholung und Entspannung verschafft. Bedenken Sie, dass die Frage, wofür Sie sich Zeit *nehmen*, viel wichtiger ist als die Frage, wie Sie Zeit *sparen*. Wer zu viel über das Sparen nachdenkt, wird geizig. Geiz bedeutet, die Quantität über die Qualität zu stellen. Geiz verliert das Wesentliche aus dem Blick. Beherzigen Sie darum die folgenden schönen Sätze des großen Motivationsforschers Abraham Maslow: „Zeit, die zu verschwenden Freude bereitet, ist nicht verschwendet." Und: „Manche Dinge, die nicht notwendig sind, können dennoch wesentlich sein."

Wer das Problem des Mangels an Zeit beklagt, *nachdem* er sie *vergeudet* hat, der macht es „wie der Mann, der den Stall zuschloß, nachdem das Pferd gestohlen war", wie schon der alte Prediger Spurgeon humorig bemerkte. Wir kommen uns wie Beraubte vor, aber wir selbst haben uns die Zeit stehlen *lassen*. Wir lassen uns von ungeschriebenen Gesetzen erpressen, zum Beispiel durch das Telefon, „jene allgegenwärtige, unschuldig-rücksichtslose Maschine, der wir gestatten, jedes soeben sorgsam gesponnene und zarte Gewebe von Kontakfäden einfach zu zerreißen", wie Friedemann Schulz von Thun so treffend sagt. Nirgends steht geschrieben, dass ein Telefon wie ein Krankenwagen, der mit Blaulicht auf die Ampel zufährt, die Vorfahrt beanspruchen muss. Aber wir verhalten uns so. Und wie es so oft bei Dieben ist: Wir nehmen uns das Recht heraus, selbst zu stehlen, weil wir uns für die Bestohlenen halten. „Wie der unlautere Kaufmann mit seinem Geld umgeht, so stehlen wir unsere Zeit zusammen, indem wir das gesunde Lebenstempo opfern" (Theodor Bovet).

Nochmals sei Spurgeon zitiert: „Niemand steckt sein Haus in Brand, um die Fliegen darin zu töten, und es würde nicht ratsam sein, die Ochsen zu schlachten, um die Katzen zu füttern." Darum solle man doch bitteschön Haupt- und Nebensachen nicht durcheinanderbringen.

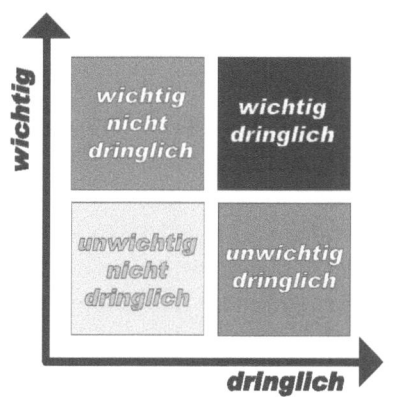

Abbildung 11: Zeitplanschema nach Wichtigkeiten und Dringlichkeiten

Zeitfresser sind die Tätigkeiten, die andere ersetzen, die gerade wichtiger wären. Sie sabotieren die Produktivität. Das Zeitplanschema in Abbildung 11 kann Ihnen helfen, Ordnung in den Wust von Forderungen zu bringen, denen Sie sich ausgesetzt sehen. In den Quadrant rechts oben kommen die Dinge, die wirklich sofort angegangen werden müssen, weil sonst etwas besonders Unangenehmes passieren, die Produktivität empfindlich gestört oder eine wichtige ethische Norm verletzt würde. Der Quadrant rechts unten ist für Termine und Tätigkeiten reserviert, die nicht unbedingt effektiv sind, aber die sie der Verpflichtung wegen nicht umgehen können. Hier können Sie bereits den Rotstift ansetzen. Reicht statt Besuch vielleicht auch eine Karte? Können Sie etwas delegieren, rationalisieren, automatisieren? Kann die Sitzung nicht auch in wesentlich kürzerer Zeit zum Ziel führen? In die linke obere Ecke gehören die Planungsangelegenheiten. Sie brauchen *Zeiträume*, um reifen zu können, und sie brauchen *Zeitpunkte*, die lang genug im Voraus freigehalten werden müssen. In der Praxis wird dieser Quadrant sehr oft von den beiden rechten verdrängt. In diesen Fällen besteht die ganze Arbeit darin, das Bestehende aufrechtzuerhalten und Innovation findet solange nicht statt, bis sie unvermeidbar wird. Aber dann ist die Dringlichkeit bereits so groß geworden, dass für besonnenes und kreatives Vorausdenken kein Platz mehr ist. Und der vierte Quadrant unten links? Das ist schnell gesagt: Was da hinein fällt, kann auch gleich in den Papierkorb weiterwandern.

Funktionierendes Zeitmanagement hängt also zu einem großen Teil von funktionierender Prioritätenordnung in der Praxis ab. Csikszentmihaly hat festgestellt, dass es zu den Kennzeichen erfolgreicher Menschen gehört, dies irgendwie reibungslos zu schaffen. Es gibt dafür kein Einheitsschema. Auch das soeben beschriebene Vorgehen ist nur ein Modell. Wichtig ist nur, dass man ein solches für sich selbst entwickelt. Das individuelle Ritual einer vernünftigen Prioritätenabstufung „spielt bei der Vorbeugung gegen Streß eine große Rolle", resümiert Csikszentmihaly.

Abgesehen davon, dass, je nach Charakter, jeder Schweinehund einen anderen Umgang erfordert, scheint doch für alle Varianten zu gelten, dass eine individuelle Prioritätenordnung unabdingbar ist. Viele sagen: „Bei mir ist das eben umgekehrt. Ich laufe erst zur Hochform auf, wenn es fünf vor zwölf ist. Das ist eben meine erfolgreiche Art des Zeitmanagements: Aufschieben, bis es nicht mehr geht." Von der Stressforschung wird diese weit verbreitete Ansicht jedoch nicht bestätigt. Wer sich unter solchen Druck bringt, braucht eher länger für seine Aufgaben und verliert dabei an kreativer Substanz.

Das Aufschieben ist mehr ein Problem von Menschen, deren Bedürfnissschwerpunkt in der *Lebensfreude* liegt. Ihre Gegentypen machen sich den negativen Zeitstress durch ihren *Perfektionsanspruch*. Ihnen kann die merkwürdige Entdeckung des italienischen Wirtschaftswissenschaftlers Vilfredo Pareto (1848-1923) weiterhelfen, dass durch 20 Prozent des Einsatzes 80 Prozent der Wirtschaftsproduktion erzeugt werden. Es stellte sich heraus, dass dieses Prinzip nicht nur in der Wirtschaft Gültigkeit besitzt, sondern in jedem beliebigen Lebensbereich: Aus 20 Prozent einer Sitzungslänge resultieren 80 Prozent ihrer Beschlüsse, mit 20 Prozent des Gesamtaufwands werden 80 Prozent der Hausarbeit erledigt, 20 Prozent der Zeitungslektüre vermitteln 80 Prozent des Inhalts und 20 Prozent der Kontakte, die wir pflegen, erfüllen 80 Prozent der Befriedigung unseres Beziehungsbedürfnisses. Stellen Sie sich vor, Sie hätten einen Vortrag zu halten und wenig Zeit zur Vorbereitung. Wird es auf eine herausragende Meisterleistung ankommen oder genügt es, wenn er „nur" *gut* wird? Wo liegen die Prioritäten? Ihr Wunsch nach herausragender Leistung sei gar nicht in Abrede gestellt. Nehmen Sie sich bitte Zeit für die hundert Prozent, wenn Ihnen die Zeit dafür zur Verfügung steht und Sie Freude daran haben! Aber wenn die Prioritäten gerade sinnvollerweise anderswo liegen? Sie brauchen sich keine Sorge zu machen: Nur mit einem Fünftel des Aufwands können Sie immer noch ein wirklich gutes Resultat erreichen. Erlauben Sie es sich!

Bewahren Sie sich den regelmäßigen Ruhetag

Ein Mensch, der sich nicht beeilen will, ist „in unserer Gesellschaft unmöglich geworden", schrieb schon Theodor Bove vor einigen Jahrzehnten. Darum ist es erfreulich, dass ein neues Modewort die Runde macht: „Stopping". Anhalten! Es könnte Indiz für eine Trendwende sein. Das Bedürfnis, ganz bewusst die Tretmühle zu verlassen, ist gestiegen. Denn wir brauchen dringend die Unterbrechungen, die Pausen, die mit ganz anderem gefüllt sind als dem Üblichen. Wir brauchen Ruhetage, Feiertage. Jesus hat betont: Das Gebot „Du sollst den Feiertag heiligen" ist nicht dazu verfügt, dass Menschen *Gott* etwas geben, sondern es ist ein Geschenk Gottes an die *Menschen*, damit sie ihren Stress regulieren können.[7] „Erst im Ruhenkönnen kommt die Menschlichkeit des Menschen zum Vorschein", schrieb der Theologe Emil Brunner, „ebenso wie im Nichtruhenkönnen die Unmenschlichkeit sich offenbart. Im Ruhenkönnen zeigt es sich, ob der Mensch noch Herr ist über seine Arbeit, oder ob er von ihr besessen ist."

Wir werden unseren Stress kaum wirklich regulieren, wenn wir den natürlichen Ruhe-Rhythmus, der, wie die Bibel uns berichtet, schon in der Schöpfung angelegt ist,[8] ignorieren und uns stattdessen willkürliche Alternativen basteln. Ohne Rücksicht auf Wochenenden durchzuarbeiten und sich dann durch Intensivurlaube die Kraft zurückzuholen, funktioniert nicht richtig, sagt uns die Stressforschung. Kleinere Pausen in kürzeren, regelmäßigen Abständen sind erholsamer. Der Bibel nach ist offenbar das Verhältnis von *maximal*

---

[7] Markus 2,27.
[8] 1. Mose 2,1-3; 2. Mose 20,8-11.

sechs Einheiten Stress zu einer Einheit Erholung optimal für uns. Maximal! Denn das Gebot ist nicht als Postulat der Sechs-Tage-Arbeitswoche zu verstehen. Im Gegenteil: Es setzt dem Drang des Menschen die Grenze, auch noch den *siebten* Tag mit Arbeit zu füllen: „Sechs Tage stehen dir zur Verfügung für deine Arbeit", meint das Gebot, „aber den siebten spare bitte aus - heilige ihn - für die Ruhe."

Viele Menschen haben ein Problem mit dem Wochenende. Sie scheitern an der Aufgabe des Abschaltens, denn sie wissen nicht, wie man das macht. Begriffe wie „Samstagssyndrom" und „Sonntagsneurose" wurden geprägt. Das „Samstagssyndrom" ist ein völliges Absacken nach übermäßigem Stress in der vorhergehenden Woche. Die „Sonntagsneurose" ist die tiefe Verunsicherung, die entsteht, wenn man einfach nicht mehr weiß, was man tun soll. „Wo bleiben die Rituale, die Feierlichkeit, die Würde und das Brauchtum, mit denen einst der Sonntag begangen wurde?" fragt die Psychologin Irmtraut Tarr Krüger. „Unser Sonntag ist kein 'Feier'-Tag mehr." Sie fordert eine neue „Sonntagskultur", zu der das „Innehalten, die Muße, das Arbeitsjenseitige" gehören müssten. Viele fürchten sich davor, zur Ruhe zu kommen, denn Ruhe würde entsetzliche Leere für sie bedeuten. Darum füllen sie auch den Sonntag mit Zeitvertreib, durch den sie die bedrohliche Ruhe *verhindern*, und somit wird gerade dieser Tag für sie zum Stresstag.

Andere lassen am Sonntag einfach alles laufen. Aber erholen sie sich dadurch wirklich? „Du sollst den Feiertag heiligen und nicht verschlafen", mahnte Dietrich Bonhoeffer. „Heiligen" meint hier: Ihn ganz bewusst als Gabe und Aufgabe annehmen und gestalten. Wir haben mehr vom Sonntag, sein Erholungswert ist größer, wenn wir ihn bewusst gestalten. Die Stressforschung bestätigt das für Erholungsphasen insgesamt: Es liegt viel daran, ob und wie wir uns bewusst darauf einstellen. Wer sich einfach nur gehen lässt, bringt sich womöglich gerade um die Erholung, die er dadurch eigentlich erreichen wollte.

Lernen Sie, sich zu entspannen

Immer wieder raten Experten dazu, eine *Entspannungstechnik* zu lernen, um dem Stress zu begegnen. Aber muss man denn wirklich spezielle *Techniken* beherrschen, um entspannen zu können? Eigentlich nicht unbedingt. Spazierengehen, Schwimmen, Saunieren, Lehnstuhlgemütlichkeit, Heiterkeit, Gymnastik und vieles mehr - das kann natürlich alles eine sehr entspannende Wirkung haben. Aber erstens ist die Entspannung bei vielen dieser Tätigkeiten durchaus nicht garantiert (man kann zum Beispiel auch verkrampft im Lehnstuhl sitzen) und zweitens lässt sich die Entspannung durch gezielte Verfahren noch wesentlich intensivieren und systematisch einüben.

Die gebräuchlichsten Entspannungsverfahren sind die *Progressive Muskelentspannung* und das *Autogene Training*. Bei dieser Methode wird die Entspannung autosuggestiv erreicht. Sie eignet sich auch sehr gut als Einschlafhilfe. Am weitesten verbreitet und am besten untersucht ist aber die Progressive Muskelentspannung (PM). Hier ist wie auch beim Autogenen Training die Entspannung Selbstzweck, während sie bei anderen Methoden wie der Hypnose oder Meditationstechniken als Mittel zum Zweck dient. Natürlich können auch Autogenes Training und Progressive Muskelentspannung als Hilfsmittel verwendet werden, um zum Beispiel irgendeine religiöse Versenkung zu erleichtern. Dafür sind sie aber nicht gedacht. Für sich genommen sind sie nichts weiter als Instrumente zur Entspannung.

Autogenes Training und Progressive Muskelentspannung werden bei vielen Verhaltensproblemen und somatischen Störungen angewendet, zum Beispiel bei Angst- und Schlafstörungen, Schmerzzuständen, Herz-Kreislauf-Erkrankungen, Asthma und Zahnbehandlung.

Wer gesund leben will, darf Leib und Seele nicht trennen. Wenn etwa die Seele keine Worte findet, spricht der Leib an ihrer Stelle, zwar nicht immer klar verständlich, aber doch oft erkennbar mit dem selben Thema. So mag zum Beispiel eine leibliche Verspannung im Rücken die ständige Verkrümmung dieses Menschen im Berufsalltag seinem Vorgesetzten gegenüber zum Ausdruck bringen. Somit liegt es auf der Hand, dass auch die Entspannung des Leibes eine unmittelbar entspannende Wirkung auf die Seele hat. Dieser Zusammenhang lässt sich mit dem Menschenbild der Bibel begründen. In der Sprache des Alten Testaments stellen die anthropologischen Begriffe sozusagen das (leiblich) Äußere und das (seelisch) Innere derselben Sache dar. Zum Beispiel kann das Wort, mit dem die Seele in ihrer tiefen Schutzbedürftigkeit benannt wird, auch Hals und Kehle bezeichnen. Die deutsche Sprache kennt diese Zusammenhänge ebenfalls. Wir sagen etwa: „Mir steht das Wasser bis zum Hals", „es schnürt mir die Kehle zu" und „es geht mir an den Kragen". Ebenso wird in der Sprache des Alten Testaments ein und dasselbe Wort für „Geist" und „Atem" gebraucht. Auch hier baut uns die eigene Sprache eine Brücke zum Verständnis: „Es raubt mir den Atem" und „jetzt muss ich erst einmal tief Luft holen" sagen wir zum Beispiel, wenn uns Ereignisse emotional stark betroffen machen. Das Atmen spielt in Entspannungsübungen eine wichtige Rolle. Durch ruhiges und entspanntes Atmen beruhigt sich auch die Seele.

Leibliche Entspannung übt also einen unmittelbaren entspannenden und beruhigenden Einfluss auf die Seele aus. Auf dieser Erkenntnis beruht die Methode der Progressiven Muskelentspannung. Sie wurde bereits 1934 von dem Amerikaner Jacobson entwickelt und in den 50er Jahren bekannt, als man sie für die Behandlung von Angststörungen nutzbar machte. Dort ist sie seither nicht mehr wegzudenken. Der Grund dafür ist einfach: Angst und Entspannung verhalten sich wie Feuer und Wasser zueinander: Wo Angst aufkommt, geht die Entspannung verloren und wo sich Entspannung ausbreitet, weicht die Angst.

Die Progressive Muskelentspannung ist einfach zu lernen, sehr gut erprobt und wirksam, gut nachzuvollziehen und völlig harmlos. Wer sie anwendet, verliert keineswegs die Kontrolle über sich selbst. Die eintretende Entspannung ist ein rein körperliches Phänomen, das man messen kann (Muskeltonus, Atemfrequenz usw.), das aber natürlich auch entspannende Wirkung auf die Seele hat. Es geschieht nichts weiter, als dass systematisch fortschreitend (das ist hier mit „progressiv" gemeint) die Muskeln entspannt werden und dass man sich aufmerksam darauf konzentriert. Dadurch kommt keine „Versenkung" zustande, sondern eben nichts als Entspannung.

Wenn Sie das Gespür für die Entspannung entwickelt haben, verliert das Anspannen der Muskeln allmählich an Bedeutung. Zuletzt können Sie ganz darauf verzichten und benötigen nichts weiter als eine kurze Konzentrationsphase, um spürbar von der Anspannung in die Entspannung zu wechseln. Wer versteht, worum es geht und die Disziplin aufbringt, kann sich das mit Hilfe von Anleitungen durch Bücher und Tonträger selbst beibringen.[9]

Regeln Sie Fitness, Ernährung und Schlaf

Wer sich gut ernährt, seinem persönlichen Schlafmaß gerecht wird und sich körperlich fit hält, pflegt damit die drei wahrscheinlich bedeutendsten Stimmungsförderer und tut dadurch auch seiner Gesundheit das beste.

„Der Weg zur Gesundung ist ein Fußweg", steht in einem alten, klugen Buch über Stressprobleme. Bewegung bewirkt meist positiven Stress und ist für körperliche und seelische Gesundheit von großer Bedeutung. Durch viele wissenschaftliche Studien wurde nachgewiesen, dass zum Beispiel flotte Spaziergänge sehr gut dazu geeignet sind, Stress abzubauen und neue Energie zu tanken. Allein mit *einer* täglichen körperlichen Aktivität, die Ihnen möglichst auch noch Spaß machen sollte, können Sie viel zu Ihrer Stressregulation beitragen.

Auch durch gesunde Ernährung nehmen Sie dauerhaften Einfluss auf Ihr seelisches Befinden. Frisches fettarmes Essen mit vielen Ballaststoffen, Mineralien und Vitaminen ist günstig für Stimmung und Fitness. Stressmindernd ist es auch, wenn Sie Ihre Mahlzeiten regelmäßig halten.

---

[9] Ein Buch zur Einführung in die Progressive Muskelentspannung mit Audio-CD gibt es auch vom Verfasser: Hans-Arved Willberg, *Einfach entspannt: Das Wohlfühlprogramm nach Jacobson*, 2. Aufl. (Hänssler: Neuhausen-Stuttgart, 2007).

Ganz viel hängt vom gesunden Schlaf ab. In sieben Schritten können Sie sich selbst helfen, wenn der Schlaf gestört ist:

1. *Informieren Sie sich über Schlafstörungen.* Machen Sie sich selbst zum Experten für Ihr Problem. Das ist ein erster Schritt weg von dem Gefühl der Hilflosigkeit und des Ausgeliefertseins, das so lähmend sein kann. Man weiß heute viel über den Schlaf und seine Störungen und kennt viele gute Hilfen. Die Wahrscheinlichkeit ist hoch, dass es auch für Sie einen wirklich effektiven Weg gibt.
2. *Lassen Sie sich Zeit für die Diagnose.* Je genauer das Problem umrissen werden kann, desto präziser und wirkungsvoller kann auch die Hilfe sein. Wenn Ihnen nicht ganz klar ist, woher Ihre Schlafschwierigkeiten kommen, lassen Sie mögliche organische Ursachen durch eine gründliche medizinische Untersuchung ausschließen. Um zu untersuchen, ob eine organisch bedingte Schlafstörung vorliegt, gibt es heute auch in vielen Kliniken ein „Schlaflabor". Wenn Sie vermuten, dass Ihr Schlafproblem mit einer anderen seelischen Störung wie zum Beispiel einer Depression zusammenhängt, sprechen Sie darüber ebenfalls mit dem Arzt oder einer anderen therapeutischen Fachperson.
3. *Führen Sie ein Schlaftagebuch.* Wer etwas effektiv verändern will, sollte genau wissen, worum es sich handelt. Durch ein Schlaftagebuch weicht das allgemeine Gefühl, schlecht zu schlafen, der präzisen Beschreibung des konkreten Problems. Sie können feststellen, wie häufig und wie massiv Ihr Problem tatsächlich auftritt. Manchmal trügt der subjektive Eindruck: Man verallgemeinert negative Erfahrungen und vergisst die positiven, die dazwischen lagen. Schlafforscher haben zum Beispiel herausge-

funden, dass die meisten Menschen, die der Meinung sind, nachts gar keinen Schlaf zu finden, in Wirklichkeit ziemlich viele Stunden schlafen, ohne sich aber daran zu erinnern. Durch das Schlaftagebuch werden Details sichtbar, die den Ansatz dafür bilden, Ungünstiges abzubauen und Ressourcen auszuschöpfen. Zum Beispiel können Sie Zusammenhänge zwischen den Tagesereignissen und der Schlafqualität entdecken. Außerdem zeigt das Schlaftagebuch die Wirkung Ihrer Maßnahmen an. Sie können genau sehen, was sich zum Positiven verändert hat und woran noch zu arbeiten ist.

4. *Geben Sie Ihrem Schlaf ein neues „Bett".* Der Vergleich bezieht sich auf das Flussbett: Der Fluss des Schlafs ist Ihnen verloren gegangen; der Schlaf ist versandet. Ein neu ausgebaggertes und mit guten Dämmen versehens „Flussbett" soll helfen, das zu ändern. Dabei sollen Sie nicht den Fehler machen, in den man bei vielen Flussbegradigungen verfiel: Man veränderte ihren Lauf wilkürlich, statt ihn der Natur anzupassen. Stellen Sie die Schlafzeiten auf Ihr Bedürfnis und den zirkadianen Rhythmus ein. Schätzen Sie ein, wie viele Stunden Schlaf Sie brauchen und in welcher Zeitspanne er liegen sollte. Bemühen Sie sich von jetzt an, sich daran zu halten. Es hat keinen Zweck, wenn Sie sich verbissen ein wesentlich kürzeres Schlafpensum als Ihr normales antrainieren wollen. Nach Expertenmeinung ist die individuell nötige Schlafspanne genetisch festgelegt. Wenn deutlich wird, dass Sie mehr Schlaf als der Durchschnitt brauchen, müssen Sie sich deswegen nicht schämen, genauso wenig, „wie wenn man Schuhgröße siebenundvierzig hat", wie ein Schlafforscher es ausdrückt. Legen Sie sich aber im Zweifelsfall auf eine Schlafmenge fest, die Ih-

nen eher etwas zu niedrig erscheint. Das verbessert die Chance, dass bald genug Müdigkeit vorhanden sein wird, um die Schlafzeit auszufüllen. Danach können Sie die Zeit verlängern. Das ist besser, als zu viel Zeit für den Schlaf einzuplanen und womöglich versehentlich die dadurch entstehende Schlaflosigkeit als Störung einzuordnen. Wenn diese Eckdaten Ihrer Schlafzeiten fixiert sind, errichten Sie noch diesen Schutzwall: Stehen Sie immer zur selben festgelegten Zeit auf, auch dann, wenn Sie sehr schlecht geschlafen haben. Gönnen Sie sich im Lauf des Tages keinen Ersatzschlaf außer einem zeitlich begrenzten regelmäßigen Mittagsschlaf, wenn Ihnen das möglich ist.

5. *Verändern Sie die Schlafgewohnheiten.* Das „Flussbett" des Schlafs kann durch Gewohnheiten „versanden", die dem Schlaf nicht dienlich sind. Ihr Organismus soll sich neu an das Bett als den Ort gewöhnen, an dem nur geschlafen wird (ausgenommen sexuelle Aktivitäten). Darum fangen Sie jetzt damit an, ihn darauf einzustellen. Verbannen Sie den Fernseher aus dem Schlafzimmer. Suchen Sie auch zum Lesen einen anderen Raum auf. Wenn Sie nicht einschlafen können oder nachts aufwachen, dann bleiben Sie nicht länger als 20 Minuten wach im Bett liegen. Stehen Sie danach sofort auf und gehen Sie einer sinnvollen ruhigen und gesunden Beschäftigung nach, die Sie sich schon vorher ausgedacht haben (Entspannungsübung, Lesen, etwas Sortieren o.ä.). Gehen Sie erst wieder ins Bett, wenn Sie sich sehr müde fühlen.

6. *Begegnen Sie der Angst davor, nicht schlafen zu können.* Es hilft nichts, wenn Sie sich über Ihre Schlafstörung aufregen. Sie ist zur Zeit ein Teil Ihres Lebens. Sie müssen sich nicht mit ihr anfreun-

den, aber wenn Sie ihr mit Akzeptanz begegnen, kommen Sie besser zurecht. Eine der größten Belastungen bei Schlafstörungen ist die Angst davor! Beschäftigen Sie sich im Lauf des Tages möglichst wenig damit. Lenken Sie sich lieber ab und helfen Sie sich mit Einreden wie „Es ist keine Katastrophe, wenn ich heute nacht nicht gut schlafe. Ich werde trotzdem ausruhen. Wenn ich nicht schlafen kann, werde ich aufstehen und etwas Sinnvolles tun." Auch während der Nacht kann die Angst davor, nicht schlafen zu können, zum Hauptproblem werden: Je länger Sie nicht (wieder) einschlafen können, desto mehr geraten Sie durch den Gedanken in Spannung, dass Ihnen die Zeit davonläuft. Meiden Sie diesen Gedanken und geben Sie sich in diesen Situationen nicht die Gelegenheit, auf die Uhr zu schauen. Stellen Sie den Wecker weg, so, dass Sie sein Zifferblatt nicht sehen können.

7. **Schaffen Sie günstige Voraussetzungen für den Schlaf.** Sorgen Sie für optimale äußere Voraussetzungen im Schlafzimmer: frische Luft, günstige Raumtemperatur (13 Grad gilt als optimal), eine für Sie angemessene Schlafunterlage, angenehmes Bettzeug, eine Wärmflasche bei kalten Füßen, Schutz vor lästigen Geräuschen usw. Planen Sie für den Abend eine entspannende Aktivität ein, die den vorherigen Stress angenehm unterbricht (entspannende Musik, ein Spiel, Lesen, Spaziergang, ein warmes Bad usw.), bringen Sie sich dadurch aber nicht in neuen (Freizeit-)Stress. Führen Sie am Ende des Tages keine emotional belastenden Gespräche mehr. Bei Dringlichkeiten vereinbaren Sie stattdessen einen konkreten Termin dafür in absehbarer Zeit. Schaffen Sie sich Ihr persönliches kleines Ritual zum Tagesende: Gönnen Sie

sich Zeit, um den Tag gedanklich abzuschließen. Lassen Sie die Sorgen des vergangenen Tages zurück - Sie können daran jetzt nichts mehr ändern. Nehmen Sie die Sorgen des nächsten Tages nicht vorweg - morgen ist die Gelegenheit zu einem neuen Anfang. Konzentrieren Sie sich auf die Erinnerung an das Gute, das Sie heute erlebt haben und erinneren Sie sich dabei ganz bewusst auch an „Kleinigkeiten" (gutes Essen, eine erfreuliche Nachricht, ein nettes Wort, ein Lächeln, ein freundlcher Blick usw.). Nutzen Sie Worte aus der Bibel, die Sie zum Loslassen der Sorgen ermutigen und beschließen Sie Ihre kleine Meditation mit einem Gebet. Suchen Sie in Ihrer Fantasie nach einer sehr angenehmen und entspannenden Situation, an die Sie vor dem Einschlafen intensiv denken können (zum Beispiel im warmen Sand am Strand liegen und „unendlich" viel Zeit haben). Stellen Sie sich so genau wie möglich Einzelheiten vor (den sanften Wind auf Ihrer Haut, das gleichmäßige Rauschen der Wellen usw.). Benutzen Sie die bewährte Methode des „Gedankenstopps": Brechen Sie grüblerische Gedanken, die den Schlaf stören, konsequent ab, auch wenn das oft hintereinander geschehen muss. Diese Gedanken sind wie Vögel, die Sie umkreisen, um sich auf Ihrem Kopf niederzulassen und ihn „schwer zu machen". Scheuchen sie die Störgeister fort. Suchen sie dafür nach passenden Selbstinstruktionen, die sie sich immer wieder neu einsagen können (wie zum Beispiel ein herzhaftes „Schluss jetzt!"). Nutzen Sie den Unterbrechungseffekt, um sofort zu Ihrem entspannenden Vorstellungsbild zurückzukehren.

Engagieren Sie sich sozial

In unserem Grundbedürfnis nach Gemeinschaft ist auch das Bedürfnis enthalten, andere zu unterstützen und sie zu erfreuen. Die Glück- und Stressforscher entdecken und beweisen mehr und mehr, dass eine besonders ergiebige Quelle der Zufriedenheit in der Erfahrung besteht, anderen helfen zu können. Mit dieser Zufriedenheit steigt auch die Stressresistenz. Zum Beispiel zeigte eine amerikanische Studie mit ehrenamtlich tätigen Frauen im Sozialbereich, dass sie überdurchschnittlich entspannt, ruhig und weniger stressanfällig waren. Selbstvergessenes Helfen führt zur Ausschüttung von Endorphinen, stärkt das Selbstwertgefühl und stabilisiert das Immunsystem. In unserer hedonistisch geprägten Gesellschaft finden solche Erkenntnisse aber noch zu wenig Beachtung.

Versuche mit Kindern haben gezeigt, dass uns Menschen offenbar allein die Tatsache, Freude in einer anderen Person bewirkt zu haben oder auch nur zu erleben, dass sie von einer Last befreit wird, selbst froh macht: Die Kinder verzichteten gern auf angebotene materielle Belohnungen, wenn sie diese Erfahrung machten. „Geben ist seliger als nehmen", heißt es schon in der Bibel.[10]

Wer bereits freudig gestimmt ist, dem fällt es leichter, sich in andere einzufühlen und sich für sie zu engagieren. Wer aber unter negativem Stress leidet, insbesondere unter Zeitdruck, ist zu stark mit sich selbst beschäftigt, um sich selbstlos für den Mitmenschen zu interessieren, und bringt sich gerade dadurch selbst um die Freude, die er dadurch erfahren könnte. Je mehr wir es aber schaffen, uns anderen zuzuwenden,

---

[10] Apostelgeschichte 20,35.

ohne dabei den eigenen Vorteil oder Nachteil reflektieren zu müssen, desto förderlicher ist es für unser eigenes Wohlbefinden. Darum ist Helfen auch ein wichtiger Faktor zur Überwindung von Depressionen. Wir kreisen nicht mehr um uns selbst. Wir finden im Vergleich mit dem Leiden anderer wieder das Maß, um unsere eigenen Probleme richtig einordnen zu können. Entscheidende Voraussetzung dafür, dass uns das tatsächlich gelingt, ist unsere Bereitschaft und Fähigkeit, uns in andere Menschen einzufühlen.

Damit soziales Engagement seine stressmindernde Wirkung richtig entfalten kann, so der Stresswissenschaftler Allan Luks, muss es regelmäßig erfolgen. Außerdem müsse genügend persönlicher Kontakt zwischen Helfer und Hilfeempfänger vorhanden sein. Und drittens würde es uns besonders gut tun, wenn die Menschen, für die wir uns sozial engagieren, nicht zu unserem engeren Familien- und Freundeskreis gehören.

Zusammenfassung

Den Ansatz zur Stressreduktion bei den Belastungen zu suchen, ist oft eine Frage der Kosten-Nutzen-Erwägung. Lohnt sich der Aufwand? Sinnvoll sind Veränderungen, die relativ leicht herzustellen sind. Viel Energie kann durch eine Neuordnung der Prioritäten und verbesserte individuelle Zeitplanung gewonnen werden. Dazu dient die sorgfältige schriftliche Bestandsaufnahme eines Stress-Tagebuchs. Erheblicher Stressabbau kann durch die verstärkte Wahrnehmung von Zielen mit Annäherungscharakter herbeigeführt werden. Der zentrale veränderbare Belastungsfaktor ist die Spiritualität. Sich auf das bleibende, tragende Fundament des Lebens zu besinnen, ist nicht nur jedem Menschen möglich, sondern auch unbedingt nötig. Die spirituelle Meditation hat überdies entspannende Wirkung. Ebenfalls in vieler Hinsicht veränderbar und von hoher Bedeutung für die Stressminderung ist der zwischenmenschliche Bereich. Konkrete, nach Prioritäten geordnete Planung verhindert unvorhergesehene stresserzeugende Konflikte im Zeitmanagement und die Einhaltung und sinnvolle Gestaltung regelmäßiger Ruhetage, effektives Entspannen, Fitnesstraining, gute Ernährung und vernünftiges Schlafverhalten geben dem Stress ein gesundes Maß. Auch das freiwillige soziale Engagement hat sich als eine Quelle der Energie herausgestellt.

Schritt 3: Die Gewichtung verändern

Erinnern Sie sich noch an die drei Hauptbereiche, in die sich die Faktoren zusammenfassen lassen, aus denen negativer Stress entsteht? Es sind nicht nur die Ereignisse, von denen wir geradezu „plattgewalzt" werden, und Stressoren, deren nervenaufreibender Effekt darin besteht, einfach kein Ende zu haben. Es sind auch die Ereignisse, die auf *individuelle Schwachstellen* treffen, auf die „wunden Stellen", die jeder von uns irgendwo hat. Eine „wunde Stelle" im psychischen Bereich ist ein Punkt, an dem wir besonders heftig reagieren, wenn er berührt wird. Die starke Reaktion entsteht dadurch, dass wir Ereignisse als etwas besonders Schmerzliches *bewerten*.

Halten wir also fest: Welches *Gewicht* wir den Ereignissen zumessen, entscheidet zu großen Teilen darüber, wie sie uns belasten. Natürlich gilt somit ebenso: Wenn wir die Bewertung eines Ereignisses verändern, indem wir ihm *weniger* Gewicht geben als wir bisher gewohnt sind, können wir dadurch auch eigenständig wesentlich zu unserer *Ent*lastung beitragen. Somit befinden wir uns jetzt vor der zweiten Hauptpforte zur Stressbewältigung. Über der ersten stand: „Verändere die Verhältnisse!" Das Motto der zweiten lautet: „Verändere dich selbst durch die Veränderung deines Denkens!" Die erste Pforte ist bei vielen Belastungen verschlossen oder sie öffnet sich nur durch bedenklich hohen Aufwand. Aber die zweite Pforte steht immer offen und wer sich daran gewöhnt, sie oft zu durchschreiten, der wird garantiert in der Stressbewältigung erfolgreich sein. Wenn Sie sich konsequent darin üben, immer wieder die im Folgenden beschriebenen Stufen zu vollziehen, werden Sie das Ziel erreichen, Ihre Emotionen wesentlich besser zu regulieren und Sie werden darum lange nicht mehr so häufig in die negative Stressfalle tappen.

1. Stufe:
Erkennen Sie das emotionale Problem

Sie müssen es nur richtig angehen. Das beginnt damit, dass Sie verstehen, worin eigentlich wirklich Ihr Bewertungsproblem besteht. Das ist oft gar nicht so einfach, wie es sich jetzt für Sie vielleicht liest, denn normalerweise glauben wir doch, dass negative Stimmungen automatisch über uns kommen. Wir meinen, einfach Opfer der Ereignisse zu sein.

Der Schlüssel zur Erkenntnis eines Bewertungsproblems ist die *Emotion*. Aber damit haben viele ihre liebe Mühe, weil sie es einfach nicht gelernt haben, diese bewusst wahrzunehmen. Üben Sie ab jetzt konsequent, immer dort, wo Sie irgendwie in psychische Schwierigkeiten geraten, wahrzunehmen, worin Ihr *emotionales* Problem dabei besteht. Werden Sie dabei so konkret wie möglich. *Wahr*-nehmung bedeutet: Ich finde heraus, wie etwas in *Wahrheit* ist. Ohne Wahrheitserkenntnis lässt sich keine positive Veränderung erreichen. Wie fühlt sich das *genau* an, was Sie so verletzt, stört, aufregt, enttäuscht? Suchen Sie nach dem Wort, das Ihr *Gefühl* am treffendsten zum Ausdruck bringt und schätzen Sie dieses Gefühl seiner Stärke nach ein. Es hat sich bewährt, dazu eine Skala von null bis zehn zu verwenden. „Null" bedeutet „überhaupt nicht vorhanden" und „zehn" heißt „nicht mehr zu überbieten stark".

Wenn Sie Ihr vorherrschendes Problemgefühl „auf den Punkt gebracht" und seine Stärke eingeschätzt haben, überprüfen Sie bitte, ob Sie es für angemessen halten. Entspricht seine Stärke dem auslösenden Ereignis? Manchmal ist ganz klar, dass es nicht so ist. Wahrscheinlich haben Sie auch schon manchmal den Kopf über sich selbst geschüttelt: „Warum hat mich denn das jetzt dermaßen in Rage gebracht? Eigentlich war der Anlass doch nur eine Lappalie." Aber nicht selten ist uns das auch gar nicht so deutlich. Wir müssen uns erst bewusst machen: Passt dieses Gefühl in seiner Stärke denn eigentlich zu seinem Anlass? Ist das stimmig für mich? Zu welchem Verhalten regt es mich an? Dient dieses Verhalten eigentlich dem (Annäherungs-)Ziel, das ich in dieser Angelegenheit verfolge, oder schädige ich mich selbst dadurch?

Negativen Stress machen wir uns nicht nur mit übermäßigen Gefühlsreaktionen, sondern auch mit *unter-*

drückten Gefühlen. Wer zum Beispiel den Anspruch an sich hat, immer lächelnd, nachsichtig und sanft zu bleiben, auch wenn er massiv beleidigt wird, braucht dazu viel Energie, die ihm anderswo dann zur Lebensbewältigung fehlt. Er drängt den berechtigten Ärger weg und wird dadurch erst recht zu seinem Opfer, indem Bitterkeit, Groll und selbstschädigendes Verhalten daraus werden. Darum ist die zweite Stufe so wichtig.

2. Stufe:
Akzeptieren Sie das emotionale Problem

Auch wenn Ihnen das paradox vorkommt: Der Weg zur Veränderung führt nur über das Annehmen. Annehmen bedeutet: Ich stelle mich auf die Situation so ein, wie sie ist. Ich lasse mich auf sie ein und schaue sie mir genau an, statt die Augen zu verschließen und den Kopf in den Sand zu stecken. Aus dem Stress, den sich Menschen *mit* ihrem Stress machen, wird allzu oft das größere Problem. Das geschieht, wenn sie sich bestimmte Gefühle einfach nicht *erlauben*. Wenn diese dann dennoch auftreten, weil es ihnen nicht gelang, sich völlig zu kontrollieren, verzeihen sie es sich nicht, weil sie mit der Einstellung leben, zu der Sorte Personen zu gehören, die nicht *grundsätzlich* der Annahme wert sind (ganz einfach, weil sie *Menschen* sind), sondern nur unter bestimmten *Voraussetzungen*. Diese persönlichen Mindestforderungen für Annahmewürdigkeit sind leider unbarmherzig und unrealistisch. „Du darfst auf keinen Fall einen Fehler machen, sonst bist du völlig nichtswürdig", lautet so ein tyrannischer Satz; er ist weit verbreitet. Wer davon dominiert wird, darf es sich natürlich auch nie erlauben, die emotionale Kontrolle zu verlieren.

Trifft das vielleicht auch auf Sie zu? Besonders Stress- und Übererregunstypen mit ausgeprägtem Kontrollbedürfnis erleben sich immer wieder so - „ich bin eben ein Perfektionist", sagen sie dann zum Beispiel manchmal resignierend und unzufrieden mit sich selbst. Wenn Sie sich hier wiederfinden, ist nichts so wichtig für Sie, um den Stress regulieren und in Energie umwandeln zu können, als dass Sie sich ernsthaft dazu entschließen, sich so anzunehmen, wie Sie *sind*, und das heißt: Eben *nicht* mehr unter der Mindestvoraussetzung, erst etwas an sich selbst geändert haben zu müssen!

3. Stufe:
Bestimmen Sie das emotionale Ziel

Nur wenn Sie sich die emotionalen Reaktionen, die Ihnen negativen Stress machen, zugestehen, können Sie auch angemessene Ziele für die Veränderung definieren. Nehmen wir noch einmal Rita und Klaus als Beispiel. Wie Sie wissen, ist Rita schwerpunktmäßig ein Erfolgstyp. Aber manchmal kann sie auch ganz schön „cholerisch" werden. Klaus, der Stresstyp, leidet zunehmend an Ritas Ausbrüchen, die sich in letzter Zeit häufen, weil die Kindererziehung an den Kräften zehrt und weil Ihr Wunsch, wieder in den Beruf einzusteigen, sich schwieriger gestaltet als sie dachte. Außerdem reibt sie sich an manchen Charaktereigenschaften bei Klaus, von denen sie gehofft hatte, sie würden sich im Lauf der Ehejahre noch legen. Aber im Gegenteil... Und weil sie sich nun schon so lang kennen, manche Enttäuschungen ihre Spuren in ihr hinterließen und sie dadurch ein wenig bitter wurde, gibt sie sich auch einfach nicht mehr so viel Mühe, lieb und freundlich zu bleiben. Rita merkt, dass sie sich in einer Sackgasse befindet. Sie entschließt sich, mit dem hier beschriebenen Stufenprogramm wieder Kontrolle über ihre Emotionen zu bekommen. Als emotionales Ziel bestimmt sie, sich durchaus weiterhin zu ärgern, wenn sie etwas als Störung ihrer eigenen Vorstellungen bewertet; warum sollte sie das nicht? Sie kann sich selbst akzeptieren und darum gesteht sie sich auch den Ärger zu. Aber sie möchte, dass der Ärger sie nicht mehr *beherrscht* und zu Verhaltensweisen veranlasst, die ihren eigentlichen Absichten gar nicht entsprechen. Ihr Ziel ist realistisch und darum ist auch die Chance groß, dass sie es erreicht: Sie möchte nichts weiter als ihre emotionale Reaktion auf ein Maß zu reduzieren, bei dem sie genug Abstand bewahrt, um *vernünftig* mit ihrem Ärger umzugehen.

4. Stufe:
Erkennen Sie die problematischen Bewertungen

Um übermäßige emotionale Reaktionen auf ein vernünftiges Maß reduzieren zu können, müssen Sie erkennen, mit welchen Bewertungen Sie diese Gefühle produzieren. Die folgende Übung ist eine Hilfe dafür, den Kausalzusammenhang zwischen Bewertungen und Gefühlen noch besser wahrzunehmen.

A	**B**	**C**
Jemand fährt in eine Parklücke, die Sie gerade ansteuern wollten.	*Was denken Sie?*	Sie werden wütend und beschimpfen lauthals den anderen Autofahrer.

Sie „rasten aus", weil Ihre Kinder ihre Hausaufgaben nicht gemacht haben.	Sie denken: „Ich bin eine Rabenmutter."	*Was fühlen Sie?*
Ihr bester Freund hat nicht zurückgerufen, obwohl Sie ihn darum baten.	*Was denken Sie?*	Sie sind stundenlang deprimiert.
Ihr bester Freund hat nicht zurückgerufen, obwohl Sie ihn darum baten.	*Was denken Sie?*	Sie fühlen sich etwas traurig, aber nicht bedrückt und gehen ruhig weiter Ihrer Arbeit nach.
Sie haben Streit mit Ihrer Partnerin bzw. Ihrem Partner.	Sie denken: „Ich mache immer alles falsch."	*Was fühlen Sie?*
Sie haben Streit mit Ihrer Partnerin bzw. Ihrem Partner.	Sie denken: „Er bzw. sie hat heute schrecklich schlechte Laune."	*Was fühlen Sie?*
Sie haben Streit mit Ihrer Partnerin bzw. Ihrem Partner.	Sie denken: „Ich bin sehr gut in der Lage, Missverständnisse zu klären."	*Was fühlen Sie?*

Überlegen Sie sich auch noch, welchen Einfluss diese selbstproduzierten Gefühle auf Ihr Verhalten haben könnten.

Vertiefen Sie nun Ihr Bewusstsein für den Zusammenhang von Bewertungen und Gefühlen, indem Sie dieselbe Tabelle für Situationen aus Ihrem *eigenen* Leben anfertigen, in denen Sie negativen Stress erleben.

5. Stufe:
Disputieren Sie die problematischen Bewertungen

Es gibt keinen vernünftigen Grund, Ereignisse so negativ zu bewerten, dass daraus übermäßige emotionale Reaktionen resultieren, wenn realisierbare Alternativen dazu vorhanden sind. Die Übung zur vierten Stufe hat das noch einmal deutlich gemacht. Wir selbst entscheiden, was wir über ein Ereignis denken. Oft erkennen wir auch, dass es eigentlich unsinnig ist, die emotional ungünstigere Variante zu wählen, und dennoch verfallen wir immer wieder neu darauf. Das liegt allein daran, dass wir es so gewohnt sind. Wir müssen durchaus nicht für alle Zeiten an unsere schwierigen gedanklichen Reaktionen gebunden bleiben. Sie sind kein Schicksal. Wer es dennoch nicht schafft, sein Denken zu ändern, obwohl er die Unsinnigkeit einsieht, hat es wahrscheinlich bisher entweder nur mit der Methode des Nichtakzeptierens versucht, mit der das Problem nicht leichter, sondern schlimmer wird, oder er hat aufgegeben, weil er sich selbst entmutigt hat. Das ist unnötig, denn mit der geeigneten Methode und konsequentem Training kann jeder zum Ziel kommen. Haben Sie darum den Mut, ab jetzt den Kampf der Veränderung Ihrer ungünstigen negativen Bewertungen zu beginnen und ihn so lang fortzusetzen, bis Sie gewonnen haben!

Wenn Sie in der Identifizierung Ihrer negativen Gedanken etwas Übung bekommen haben, ist es an der Zeit, dass Sie sich mit Ihnen noch gründlicher als bisher auseinander setzen. Sie werden merken, dass es immer wieder dieselben gedanklichen Grundmuster sind, mit denen Sie sich selbst Mühe machen. Vergleichen Sie diese Bewertungen mit Ihrer Grundbedürfnisstruktur. Können Sie einen Zusammenhang erkennen?

Als Rita darüber nachdenkt, wird ihr bewusst, dass ihre Reizbarkeit mit ihrem Freiheitsbedürfnis zu tun hat. Sie erinnert sich, als Kind oft von den Erwachsenen und den älteren Geschwistern auf entwürdigende Weise unter Druck gesetzt worden zu sein. Sie wehrte sich dann mit vehementen Wutausbrüchen und verschaffte sich so Respekt. Wenn sie befürchtete, wieder in die Zange genommen zu werden, sorgte sie vorsorglich dafür, dass es nicht dazu kam. Der Grundgedanke, der sich dadurch in ihr verfestigt hatte, lautete: „Wenn ich mich nicht heftig wehre, gehe ich völlig unter und kann nicht mehr ich selbst sein." Als Kind hatte sie den Druck ihrer Bezugspersonen als existenziell bedrohlich bewertet, weil sie subjektiv ja wirklich von deren Wohlwollen abhängig war. Doch nun ist sie erwachsen und die Situation hat sich völlig verändert. Rita weiß das, aber trotzdem kann sie diese Gedanken nicht abstellen, aus dem einfachen Grund, dass sie schon seit Jahrzehnten an sie gewöhnt ist.

Aber was man gewohnheitsmäßig denkt, kann man sich auch wieder so weit *ab*gewöhnen, dass man nicht mehr übermäßige Probleme damit hat. Rita würde sich überfordern, wenn sie dieses Bewertungsmuster *ganz* los werden wollte. Es wird ihr wahrscheinlich das ganze Leben lang mehr oder weniger zu schaffen machen. Es gehört einfach zu ihr und prägt zu einem Teil ihre Persönlichkeitsstruktur. Doch sie kann so viel Einfluss darauf nehmen, dass nur noch sehr selten unkontrollierte Emotionen daraus entstehen, durch die sie sich selbst und ihren Mitmenschen Schaden zufügt!

Dieses Ziel können auch Sie erreichen, indem Sie konsequent und über einen langen Zeitraum immer dann, wenn Sie erneut durch das gewohnte Bewertungsmuster übermäßige Emotionen in sich erzeugt haben, analysieren, wie es dazu gekommen ist, und dann intensiv Wahrheitsgehalt und Sinn der maßgeblichen negativen Gedanken prüfen, um ihnen daraufhin mit wahrhaftigeren, realistischeren und sinnvolleren Gegenargumenten zu antworten. *Disputieren* Sie die negativen Gedanken. Eine Disputation ist, genau genommen, ein wissenschaftliches Streitgespräch. Ja, führen sie die Auseinandersetzung mit den ungünstigen Gedanken mit geradezu wissenschaftlicher Akribie durch! Glauben Sie diesen Gedanken nichts, was sich nicht beweisen lässt. Suchen und finden Sie die besseren Argumente. Unrealistische, destruktive Gedanken können nur durch realistische, konstruktive Gedanken überwunden werden (Abbildung 12)! Und diese festigen sich nur durch beständige, konzentrierte Beschäftigung mit ihnen.

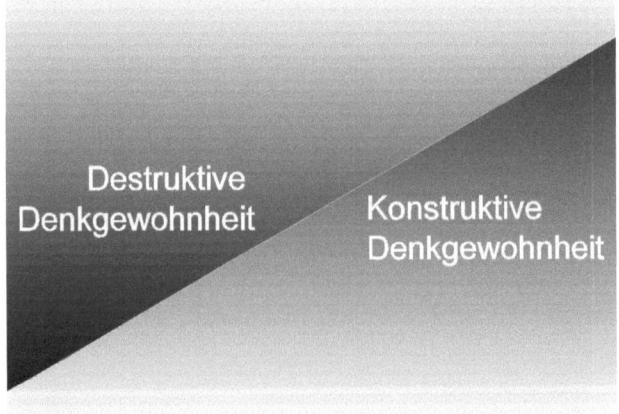

Abbildung 12: Destruktive Denkgewohnheiten lassen nur in dem Maß nach, in dem konstruktive Denkgewohnheiten zunehmen.

Der Verhaltensforscher Martin Seligman empfiehlt für die Disputation der negativen Bewertungen folgende Fragen:

Was nützt mir dieser Gedanke?	Überlegen Sie sich, was Sie davon haben, sich weiter von diesem negativen Gedanken bestimmen zu lassen. Unterstützt er Sie beim Erreichen Ihrer Ziele? Wird etwas Konstruktives dabei herauskommen? Oder gäbe es stattdessen gerade etwas Sinnvolleres zu tun?
Welche Beweise gibt es für die Richtigkeit dieses Gedankens?	Prüfen Sie, ob diese Behauptung sachlich richtig ist. Es gibt keine Notwendigkeit, pessimistisch-verabsolutierenden Gedanken Glauben zu schenken, die nur in Vermutungen bestehen und nicht beweisbar sind!
Welche gedanklichen Alternativen gibt es?	Prüfen Sie, ob sich die Angelegenheit nicht auch aus einem anderen, günstigeren Blickwinkel betrachten können. Ist Ihre pessimistische Beurteilung des Ereignisses wirklich die einzig mögliche? Was spricht dagegen, eine günstigere Variante zu wählen?
Was könnte im schlimmsten Fall passieren, wenn das eintritt, was ich befürchte?	Überlegen Sie sich, welche Konsequenzen im Extremfall aus dem Ereignis entstehen können (oder entstanden sind). Wird es wirklich eine Katastrophe sein oder wird es immer noch Bewältigungsmöglichkeiten geben? Und wie wahrscheinlich ist der schlimmste Fall eigentlich?

Erwarten Sie nicht, dass Sie schnell zum Erfolg kommen. Die negativen Gedanken werden ihr Gewohnheitsrecht beanspruchen und räumen nicht so einfach das Feld. Darum werden Sie eine Zeit lang in der Spannung leben müssen, einerseits zu wissen, wie Sie vernünftigerweise gedanklich und emotional reagieren sollten, es andererseits aber auch oft noch nicht zu schaffen, weil die Macht der Gewohnheit Sie daran hindert. „Mein *Kopf* sagt mir, wie unsinnig meine Bewertung ist", werden Sie vielleicht sagen, „aber mein *Gefühl* sagt mir das Gegenteil". Das ist sachlich nicht ganz richtig. In Wirklichkeit kämpft nicht der Kopf gegen das Gefühl, sondern ein *Gedanke* gegen den anderen. Sie *wissen*, dass der eine Gedanke recht hat, und er überzeugt Sie immer mehr, aber Sie *glauben* ihm noch nicht so recht. In dieser Krisensituation kommt es entscheidend darauf an, dass Sie nicht aufgeben. Setzen Sie sich geduldig weiter argumentativ mit dem destruktiven Denkmuster auseinander, so lang, bis Sie auch *glauben*, was Sie wissen (Abbildung 13).

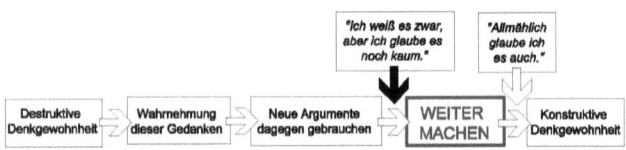

Abbildung 13: Der Weg von der destruktiven zur konstruktiven Denkgewohnheit führt durch die Krise, die besseren Argumente zunächst nur zu wissen, aber noch nicht wirklich zu glauben.

Es ist ähnlich, als würden Sie eine Fremdsprache erlernen. Destruktive Bewertungen, die von der Kindheit an in uns lebendig sind, hören sich allzu vertraut für uns an, wie unsere *Mutter*sprache - und in der Tat sind sie ja auch meist von den Botschaften, die wir von unseren *Eltern* aufgenommen haben, sehr stark bestimmt. Wir müssen die Gegenargumente erst mühsam, wie eine neue Sprache, buchstabieren lernen und es dauert eine Weile, bis wir mit ihnen so vertraut sind, dass wir sie sogar automatisch denken. Aber es gibt auch einen großen Unterschied zur Fremdsprache: Je mehr wir uns an die neue, konstruktive Denkweise gewöhnen, desto klarer wird es uns, dass *sie* unsere *eigentliche* Heimatsprache ist!

In der Anfangszeit werden Sie Analyse und Disputation der negativen Gedanken wahrscheinlich überwiegend *nach* den ungünstigen emotionalen Reaktionen durchführen, weil deren Automatisierung noch nicht genügend gestört ist. Aber je mehr Sie sich aktiv mit diesen Mustern auseinander setzen, desto öfter werden Sie sich auch schon im Voraus gegen sie schützen können. Sie werden spüren, wenn die destruktiven Gedanken wieder in Ihnen hochsteigen und sie gleich im Ansatz mit den realistischen Gegenargumenten entkräften können, so dass die starke emotionale Reaktion gar nicht erst eintritt. Nicht immer, aber immer öfter!

6. Stufe:
Überprüfen Sie das Ergebnis und belohnen Sie sich

Versäumen Sie es nicht, sich immer wieder neu selbst zu beweisen, dass die Methode funktioniert. Am besten geht das, indem Sie den Fortschritt schriftlich dokumentieren. Erweitern Sie Ihr Stress-Tagebuch zu diesem Zweck. Sie werden bald erkennen, dass die unkontrollierten emotionalen Reaktionen nachgelassen haben. Notieren Sie auch immer *vor* der Diskussion Ihres negativen Bewertungsmusters auf der Skala zwischen null und zehn, wie stark das problematische Gefühl am Anfang ist, und tun Sie dasselbe *nach* der Diskussion. Damit führen Sie sich selbst vor Augen, dass Sie die Kompetenz haben, Ihre Emotionen von einem unerwünscht hohen Level auf ein niedrigeres zu reduzieren.

Zur Wahrnehmung des Erfolgs gehört auch die *Belohnung* dafür. Sinn der Belohnung ist es, die Beständigkeit der neu gewonnenen Gewohnheit zu sichern. Verhaltenspsychologisch gesehen sind Belohnungen „Verstärker". Das bedeutet: Sie dienen wirkungsvoll dazu, ein gewünschtes Verhalten zu stabilisieren.

Impfen Sie sich gegen negativen Stress

Eine Impfung ist die Zufuhr einer kleinen Dosis des Stoffes, gegen den der Körper sich immunisieren soll. Durch den kleinen Angriff wird der Organismus gereizt, seine Abwehrkräfte zu mobilisieren. Der Verhaltensforscher Donald Meichenbaum hat analog dazu den Begriff „Stressimpfung" geprägt. Es geht bei dieser Konzeption darum, sich willentlich so viel auf Stressoren einzulassen, dass dadurch eine psychische Immunisierung entsteht. Das heißt in der Praxis: Die Person sucht regelmäßig die Herausforderung gerade da, wo sie lieber ausweichen würde. Aufgrund der „kleinen Dosis" macht sie die Erfahrung, dass ihr Mut sich lohnt: Sie bewältigt die Situationen. Diese Erfolgserlebnisse stärken zunehmend das Bewusstsein der eigenen Kompetenz, in schwierigen Lagen zurechtzukommen. Die punktuellen positiven Erfahrungen haben einen „Schneeballeffekt": Wer einmal erlebt, dass er selbst eine günstige Veränderung herbeiführen kann, hat damit ein Modell für weitere ähnliche Erfahrungen in anderen Bereichen zur Verfügung. Er wird mutiger; er fängt an, anders über sich zu denken: Er bewertet Stressoren nicht mehr so sehr als beängstigende Symbole des Ausgeliefertseins, der Hilflosigkeit und der Überforderung, sondern mehr als Herausforderungen, an denen er seine Kraft messen kann. Dadurch rüstet er sich, auch mit schweren Belastungen zurechtzukommen.

Mit der Methode „Stressimpfung" können Sie die gedankliche Auseinandersetzung mit den destruktiven Bewertungen um die Disputation auf der Verhaltensebene erweitern. Sie überzeugen sich selbst durch Ausprobieren davon, dass Sie keineswegs voherbestimmt sind, ein Verlierer zu sein. Das gibt wiederum Ihren konstruktiven Gegenargumenten neuen Aufschub.

Entwickeln Sie Humor und Optimismus

Es kommt darauf an, wie man die Dinge sieht. Humor ist die Fähigkeit, vieles nicht allzu ernst zu nehmen. Optimismus ist die Entscheidung, von zwei Übeln das kleinere und angenehmere zu wählen. Das Grundübel, aus dem die beiden hervorgehen, ist: Wir können nicht die Wirklichkeit mit bloßem Auge schauen. Jeder trägt eine Brille der Interpretation. Pessimisten haben sich für die dunklen Gläser entschieden. Dafür dürfen sie von sich behaupten, dass sie die Welt insgesamt etwas nüchterner sehen als die Optimisten. Sofern ihre Sichtweise entmutigende Funktion hat, was häufig der Fall ist, hilft das allerdings weder ihnen noch der Welt. Optimisten tragen eine rosa gefärbte Brille. Sie geben nicht so schnell auf, freuen sich des Lebens und treffen leichter Entschlüsse. Aber sie neigen auch dazu, sich etwas vorzumachen. Wir haben nur die Wahl zwischen diesen beiden Brillen. Mit dem Schwerpunkt Optimismus lebt es sich jedenfalls um einiges gesünder und erfolgreicher. Und man kann ihn ja durchaus in der Nüchternheit verankern...

Humor verbindet Nüchternheit und Optimismus. Für Menschen, die zum Pessimismus neigen, ist er wie ein Ballon, der sie daran hindert, zu tief abzusacken. Und die Optimisten erinnert er liebevoll an die menschliche Schwachheit, an Unvollkommenheit, Vergänglichkeit und Angewiesenheit, und hilft ihnen somit, auf dem Boden der Tatsachen zu bleiben.

Es gibt viele Spielarten des Humors, die ziemlich variieren, was auch kulturbedingt ist. Ein Forscher hat 45 Formen ermittelt. Aber nicht alles, was als Humor bezeichnet wird, ist es auch. Zynismus zum Beispiel fällt aus dem Rahmen, weil er im Gegensatz zu echtem Humor nichts menschlich Erwärmendes hat, das den Kontakt fördert. Humor, wenn er echt ist, verbessert die soziale Kompetenz. Darum kann auch die in Beziehungsproblemen so häufige *verletzende* Ironie wohl kaum dem Humor zugeordnet werden, auch wenn sie gegen die eigene Person gerichtet ist. Galgenhumor ist ebenfalls grenzwertig, weil sich in ihm wohl oft eher tiefe Bitterkeit ausdrückt als ein gesundes Ja zum Leben. Auch der sehr verbreitete aggressive Humor des Höhnens und Spottens sollte besser als Perversion des echten Humors eingeordnet werden. Überhaupt ist vieles, was als Spaß und Witz daherkommt, alles andere als vergnüglich. Insbesondere die Medien vermitteln den Eindruck, dass die Spaßgesellschaft geradezu zwanghaft witzig sein will, um zu überdecken, dass sie nichts Sinnvolles zu sagen und zu tun weiß. Das ist durchaus nicht komisch.

Humorvolle Menschen zeichnen sich dadurch aus, dass sie ein feines Gespür für die Angemessenheit von Nähe und Distanz haben, erklärt William Fry, einer der führenden Vertreter der *Gelotologie*, der Wissenschaftsrichtung, die das Phänomen des Lachens ergründet.

Das Wort „Humor" hat inhaltlich mit *humus* = „Erde" und *humilitas* = „Demut" zu tun. „Die Demut ist der Mut zur eigenen Wahrheit", meint Anselm Grün. „Zu dieser Demut, humilitas, gehört jedoch zugleich auch Humor. Im Humor söhne ich mich aus mit meiner Erdhaftigkeit, mit meiner Menschlichkeit und kann darüber lachen." Humor macht das Leben humaner, menschlicher. Die Demut lässt uns erdnah bleiben, der Humor sorgt dafür, dass wir es gern sind. Wo Selbstannahme ist, da ist auch Humor. Nur wer sich selber nicht mehr allzu wichtig nimmt und darum auch über sich selber lächeln kann, der kann auch wirklich mit sich selber einverstanden sein und er besitzt genügend Abstand zu sich selbst, um sich auch in konstruktiver Weise kritisch zu sehen.

Humor ist hochgradig stresslindernd. Er erhöht die Lebenserwartung. Mehr und mehr setzt sich in Psychotherapie, Medizin, Kranken- und Altenpflege die Erkenntnis durch, dass Humor einen wesentlichen Beitrag zur Heilung geben kann. „Lachen ist gesund!" Es löst Muskelverspannungen, fördert die Durchblutung, beeinflusst den Gehirnstoffwechsel positiv und stärkt das Immunsystem.

Humor befreit aus der Enge. Er lässt die Wirklichkeit in neuem, freundlicherem Licht erscheinen und ist deshalb auch eine wichtige Zutat kreativer Prozesse. Humor ist inkompatibel mit dem bitterernsten selbstablehnenden Pessimismus depressiver Menschen. Wer einen Depressiven zum Lachen oder auch nur zum Schmunzeln bringt, flößt ihm darum heilsame Medizin ein. Wer nicht lachen kann, der kann auch nicht trauern. Wenn sich die Versteinerung des Depressiven zu einem Lachen löst, wird er auch wieder weinen können.

Widerstehen Sie dem Bann der Sorge

Chronischen negativen Stress kann man sich sehr gut selbst produzieren: Man muss sich nur immer wieder neu mit den unangenehmen Stressoren auf pessimistische Weise beschäftigen. „Geistiges Wiederkäuen" nennt das ein ein Stressforscher. Das englische Wort für „sich Sorge machen", *to worry*, hat ursprünglich die Bedeutung „an etwas herumnagen" gehabt. Wiederkäuen ist die Lieblingsbeschäftigung des Hornviehs und an etwas herumzunagen ist höchst erfreulich für Hunde - aber nützt es uns *Menschen* bei der Stressbewältigung? Nein, denn diese Tätigkeit, die wir auch *Grübeln* nennen, ist weder produktiv noch konstruktiv. Im Unterschied zum Nachdenken dreht sich das Grübeln immer im Kreis; es kommt keine Lösung dabei heraus. Die einzige Frucht besteht in der Aufrechterhaltung des emotionalen Stresszustands, so, als würde man einen Topf ständig auf kleiner Flamme stehen lassen. Dann braucht es nur noch wenig Hitzezufuhr, um ihn zum Überkochen zu bringen.

In der Bibel steht ein, paar Sätze, die sich als tägliches Motto wunderbar eignen, um den Sorgentopf an jedem Abend wieder ganz von der Platte zu nehmen. Jesus sagt in der Bergpredigt: „Ihr sollt nicht sorgen und sagen: Was werden wir essen? Was werden wir trinken? Womit werden wir uns kleiden? Denn euer himmlischer Vater weiß, daß ihr all dessen bedürft. Trachtet zuerst nach dem Reich Gottes und nach seiner Gerechtigkeit, so wird euch das alles zufallen. Darum sorgt nicht für morgen, denn der morgige Tag wird für das Seine sorgen. Es ist genug, daß jeder Tag seine eigene Plage habe."[11] Das ist eine Anleitung, wie

---

[11] Matthäus 6, 32a,33f.

man sich vor grüblerischen Sorgen schützen kann, die chronischen negativen Stress mit sich bringen. Mit folgenden Maßnahmen lässt sie sich umsetzen:

1. Geben Sie Ihrem spirituellen Grundbedürfnis den Vorrang

Mit dem „Trachten nach Gottes Reich und seiner Gerechtigkeit" ist nicht in erster Linie unsere *Aktivität* für Gott gemeint, sondern das Ernstnehmen der Erkenntnis, dass ohne die spirituelle Mitte aller seelischen Grundbedürfnisse das Leben ohne letzten Halt und Sinn bleibt. Gottes Reich ist Gottes *Herrschaft* in dieser Welt. Das Trachten danach bedeutet das Verlangen nach der Gewissheit, dass Gott mein *persönlicher* Herr ist, der alle Macht besitzt, dem nichts unmöglich ist, der mein ganzes Leben übersieht und schützend in der Hand hält. Die „Gerechtigkeit Gottes" ist im neutestamentlichen Sinn in erster Linie nichts, was Gott von uns *fordert*, sondern etwas, das er uns *schenkt*. Gerechtigkeit Gottes ist Gerechtigkeit *für uns*: Gott *spricht* uns gerecht, aller tatsächlichen Schuld und aller Selbstanklage zum Trotz.

2. Vertrauen Sie Gott als dem fürsorgendem Vater

Wer erkennt und anerkennt, dass Gottes Reich und seine Gerechtigkeit *für* ihn da ist, der darf auch die Erlaubnis Jesu in Anspruch nehmen, Gott seinen *Vater* zu nennen und von ihm die konkrete Fürsorge in allen Belangen seiner Grundbedürfnisse zu erwarten. Jesus hat uns das sehr nahe gelegt, indem er uns das Vaterunser gab: „Vater unser - dein Reich komme - dein Wille geschehe - unser tägliches Brot gib uns heute...". Damit ist natürlich nicht gemeint, dass wir nicht mehr selbständig und verantwortlich für unser tägliches Brot *arbeiten* sollen, sondern, ganz im Gegenteil: Die Fähigkeit zur Selbstversorgung in dem, was wir täglich brauchen, ist im „täglichen Brot" enthalten. Alles, was wir selbst tun können, um konstruktiv für uns und andere Sorge zu tragen, ist tägliches Brot, tägliches Geschenk; niemand macht sich seine psychische und physische Fähigkeit zur aktiven Lebensgestaltung selbst. Aber auch alles, was unserem Zugriff vorenthalten ist, ist Gegenstand der Fürsorglichkeit Gottes. Gerade dort, wo wir uns selbst *nicht* helfen können, greift die Angst nach uns und unser Bedürfnis nach der starken, guten Hand, die uns hält, schützt und auch in der Not versorgt, bis in den Tod hinein, wird existenziell.

So lässt es sich ohne Übermaß der Sorge leben, nach dem Motto „Gestern ist vorbei, morgen ist noch nicht da und heute hilft der Herr."

3. Leben Sie auf den heutigen Tag konzentriert

Wenn das Bedürfnis nach Spiritualität Erfüllung erfährt, sind wir geborgen und frei genug, um im Hier und Jetzt ganz da zu sein. „Leben heißt heute da sein", schreibt Søren Kierkegaard (1813-1855), der große christliche Philosoph, in einer Besinnung über diesen Bibeltext. Das ist *wahre* Freiheit. „Das Erlebnis des Liebens, der Freude, des Erfassens einer Wahrheit geschieht nicht in der Zeit, sondern im Hier und Jetzt", befindet Erich Fromm über die „Existenzweise des Seins". „In der Existenzweise des Habens wird die Zeit zu unserem Beherrscher. In der Existenzweise des Seins ist die Zeit entthront; sie ist nicht länger der Tyrann, der unser Leben beherrscht." Wenn die Zeit aber nicht unser Tyrann ist, dann lassen wir uns nicht von ihrem Diktat hetzen und unterdrücken, sondern wir *bedienen* uns ihrer in Freiheit und zur Freiheit, wissend, dass wir nicht in der *Zeit*, sondern in *Gott* geborgen sind. Die Zeit verliert ihre scheinbare Gegenständlichkeit, die sie in Wirklichkeit ja nur in unserer Illusion besitzt. Sie wird, was sie eigentlich ist: bloße Maßeinheit. Der Mensch „lebt nicht in der Zeit, sondern in der Gegenwart", hat Viktor von Weizsäcker zu bedenken gegeben, „er durchläuft nicht die Zeit, sondern er hat in der Gegenwart eine Vergangenheit, eine Zukunft." Nur der lebt wirklich, der in der Gegenwart lebt.

4. Widerstehen Sie der Versuchung zur falschen Vor-Sorge

Wir sind einigermaßen fähig zum „Multitasking" und können darum beides: Im Heute leben und an morgen denken. Wir müssen es auch, denn Planlosigkeit ist Verantwortungslosigkeit. Aber wir können uns nicht gleichzeitig auf heute und morgen *konzentrieren.* Gerade darum brauchen wir das Planen, um uns dem Heute widmen zu können, weil wir wissen, dass wir alles getan haben, was in *unserer* Macht steht, um uns auf morgen vorzubereiten. Das ist die angemessene, vernünftige Vorsorge. *Un*vernünftig wird sie, wenn wir die Konzentration auf das Hier und Jetzt um des morgigen Tages willen aufgeben. Kierkegaard hat diese Fixierung auf morgen die „Selbstplagerei" genannt. Der Selbstplager „vergißt den Tag heute ganz und gar, weil er um den morgenden Tag sorgt und mit ihm sich beschäftigt." Selbstplagerei ist Selbstbetrug, denn „der morgende Tag ist ein ohnmächtiges Nichts, falls du selbst ihm nicht deine Kraft verleihst."

„Was ist Angst?" fragt Kierkegaard. „Es ist der morgende Tag." „O, von allen Feinden, die mit Macht oder mit List auf einen Menschen eindringen, ist vielleicht keiner so bedrängend wie dieser morgende Tag". „Der morgende Tag, das ist der Enterhaken, mit dessen Hilfe die unübersehbare Menge der Sorgen Fuß faßt auf dem leichten Schiff 'des Einzelnen' - gelingt es, so ist er in der Gewalt jener Macht." Die Stressdosis für jeden einzelnen Tag ist genug, was darüber hinaus geht, übersteigt unsere Kapazität und wird zum negativen Stress. Die tägliche Plage lässt sich bewältigen, aber addiert mit der vorweggenommenen Plage von morgen ist sie uns zu viel. Die Versuchung der falschen Vor-Sorge ist die Versuchung der Ungeduld.

„Wäre es denn aber nicht mehr als eines Wunsches wert, gleichzeitig zu sein mit sich selbst! Denn wie selten ist doch ein Mensch, der wirklich gleichzeitig ist mit sich selbst", resümiert Kierkegaard. Das ist der Mensch, der nicht in sich selbst gespalten ist, hin- und hergerissen von widerstreitenden Interessen. Die Gespaltenheit der Interessen ist die Hauptquelle für negativen Stress. „Interesse" bedeutet wörtlich „Dabeisein". Interesse ist das Gegenteil von Langeweile und damit auch das Gegenteil von Hetze, denn Hetze ist die überanstrengte Bemühung, die Langeweile totzuschlagen. Interesse ist Aufmerksamkeit. „Wenn Sie sich für etwas interessieren, sollten Sie sich darauf konzentrieren, und wenn Sie die Aufmerksamkeit auf irgend etwas richten, werden Sie es aller Wahrscheinlichkeit nach interessant finden" empfiehlt Csikszentmihaly. Ein guter Rat! Denn sehr viel Überforderung resultiert daraus, dass kein Interesse zustande kommt. Sich zu interessieren ist ein Willensentschluss. Er besagt: Ich lasse mich darauf ein und lasse mich nicht durch meine Vorbehalte davon ablenken. Ich sage „ja" zum Leben, wie ich es hier und heute vorfinde. Dann gelingt das Leben auch und der Stress hält sich in Grenzen.

> ### *Zusammenfassung*
>
> Durch die Veränderung der Bewertung von Belastungen lässt sich ihr Gewicht erheblich reduzieren. Negativer Stress ist vor allem ein emotionales Problem. Durch unser Denken nehmen wir entscheidenden Einfluss auf unsere Emotionen. Zunächst gilt es, diese genau wahrzunehmen und zu verstehen, mit welchen Bewertungsmustern wir welche übermäßigen Gefühle hervorbringen. Wenn das geschehen ist, lassen sich diese Bewertungen auf ihren Wahrheits- und Sinngehalt überprüfen und disputieren. Durch systematische und beständige Anwendung dieser Schritte verändern sich Bewertungen und Emotionen. Wichtig ist es auch, sich durch die Erprobung in der Praxis in der Überzeugung zu bestärken, dass sich mit Hilfe konstruktiver, ermutigender Bewertungen die eigenen Ziele viel besser verwirklichen lassen. Die konstruktive Veränderung der Bewertungen erschließt das hochgradig stressmindernde Feld des Humors, bekräftigt den Optimismus und erleichtert es, ohne übermäßige Angst vor der Zukunft im Heute zu leben.

Anhang

Einige Internetadressen von Einkehrhäusern für Stille und Meditation

Ansverus-Haus, Aumühle
www.ansverus-haus.de

Begegnungsstätte Schloss Craheim
www.craheim.de

Haus der Begegnung, Rotenburg
www.haus-der-begegnung.de

Haus der Stille, Friedrichroda
www.haus-der-stille-friedrichroda.de

Haus der Stille, Rengsdorf
www.ekir.de/haus-der-stille

Jesus-Bruderschaft Gnadenthal
www.jesus-bruderschaft.de

Kloster Bursfelde
www.kloster-bursfelde.de

Kloster Volkenroda
www.kloster-volkenroda.de

Stift Urach
www.stifturach.de

Kloster Lichtenthal, Baden Baden
www.abtei-lichtenthal.de
Haus der Besinnung, Betberg
www.betberg.de

Christusbruderschaft Selbitz
christusbruderschaft.de

Kloster Kirchberg
www.klosterkirchberg.de

Kloster Triefenstein
www.christustraeger-bruderschaft.org/standorte/kloster-triefenstein

Übersichtsseite „Evangelische Kommunitäten - Geistliche Gemeinschaften"
www.evangelische-kommunitaeten.de

Ein Gebet gegen den Stress

„Ich bitte nicht um Wunder und Visionen, Herr, sondern um die Kraft für den Alltag. Mach mich griffsicher in der richtigen Zeiteinteilung. Schenke mir Fingerspitzengefühl, um herauszufinden, was erstrangig und was zweitrangig ist. Hilf mir, das Nächste so gut wie möglich zu tun und die jetzige Stunde als die wichtigste zu erkennen. Bewahre mich vor dem naiven Glauben, es müßte im Leben alles glatt gehen. Schenke mir die nüchterne Erkenntnis, daß Schwierigkeiten, Niederlagen, Mißerfolge und Rückschläge eine selbstverständliche Zugabe zum Leben sind, durch die wir wachsen und reifen. Ich weiß, daß sich viele Probleme dadurch lösen, daß man nichts tut. Gib mir, daß ich warten kann. Bewahre mich vor der Angst, ich könnte das Leben versäumen. Gib mir nichts, was ich mir wünsche, sondern was ich brauche. Lehre mich die Kunst der kleinen Schritte."

Antoine de Saint Exupéry

Literaturverzeichnis

Allmer, Henning, Erholen Sie sich richtig?, in: Psychologie heute (1997) 7, 20-24.

Andresen, Burghard, *HPI: Hamburger Persönlichkeitsinventar. Manual* (Hogrefe: Göttingen u.a., 2002).

Antonowsky, Aaron, *Salutogenese: Zur Entmystifizierung der Gesundheit,* deutsche erw. Ausg. v. Alexa Franke, aus d. Amerik. v. A. Franke u. N. Schulte, Forum für Verhaltenstherapie und psychosoziale Praxis, Bd. 36 (Deutsche Gesellschaft für Verhaltenstherapie: Tübingen, 1997).

Antonowsky, Aaron, Vertrauen, das gesund erhält: Warum manche Menschen dem Streß trotzen, in: Psychologie heute (1998) 2, 51-56.

Augsburger, David W., *Pastoral Counseling Across Cultures* (Westminster: Philadelphia, 1986).

Augustinus, *Bekenntnisse und Gottesstaat,* Auswahl von J. Bernhart, 7. Aufl. (Alfred Kröner: Stuttgart, 1965).

Backhaus, Jutta, Riemann, Dieter, *Schlafstörungen bewältigen: Informationen und Anleitung zur Selbsthilfe* (Beltz, Psychologische Verlags Union: Weinheim, 1996).

Balswick, Jack, *Entdecke den Mann in dir,* deutsch v. A. Wichmann (Oncken: Wuppertal und Kassel, 1994).

Bänninger-Huber, Eva, Warum lächeln wir? in: Psychologie heute (1997) 6, 30-34.

Bastian, Till, "Hauptsache, es geschieht irgend etwas!" Die fatale Lebensstrategie des Aktivismus und ihre psychischen Wurzeln, in: Psychologie heute (1995) 2, 56-61.

Bauer, Joachim, „Ein Lehrer kann seine Schüler nicht einfach entlassen, wenn sie ihm nicht passsen", in: Psychologie heute (2004) 1, 34-37.

Beck, Aaron T., *Cognitive Therapy and the Emotional Disorders,* (Meridian: New York, 1979).

Beck, Aaron T. et al., *Kognitive Therapie der Depression,* aus d. Amerik. v.G. Bronder und B. Stein, Hg. M. Hautzinger (Beltz: Weinheim, Basel, 1999).

Becker, Silke, Leben in der Warteschleife, in: Psychologie heute (2004) 3, 62-68.

Belardi, Nando, *Supervision: Grundlagen, Techniken, Perspektiven* (C.H. Beck: München, 2002).
Bell, D.S., Donev, S., *Nie mehr müde, nie mehr schlapp! Die 25 versteckten Ursachen der Müdigkeit und was man dagegen tun kann* (Wilhelm Goldmann: München, 1999).
Berne, Eric, *Spiele der Erwachsenen: Psychologie der menschlichen Beziehungen*, deutsch v. W. Wagemuth (Rowohlt: Reinbek, 1997 [1970]).
Bernstein, D.A., Borkovec, T.D., *Entspannungstraining: Handbuch der progressiven Muskelentspannung*, mit einem Vorwort v. L.P. Ullmann u. einem Ergänzungsteil der „progressiven Relaxation" v. R. Höfler u. M. Kattenbeck, aus d. Amerik. v. M. Oeke u. H. Heyse, Leben lernen, Bd. 16, 10. Aufl. (Pfeiffer bei Klett-Cotta: Stuttgart, 2002).
Betz, Otto, Als Gott die Zeit schuf, hat er genug davon gemacht, in: Meditation (1993) 1, 34.
Beutel, Manfred, Trauerreaktionen und ihre therapeutische Begleitung, in: Hoffmann, Nicolas, Schauenburg, Henning (Hg.), *Psychotherapie der Depression: Krankheitsmodelle und Therapiepraxis - störungsspezifisch und schulenübergreifend* (Thieme: Stuttgart, New York, 2000).
Bliersbach, Gerhard, Wozu das Fernsehen gut ist ..., in: Psychologie heute (1994) 4, 26-29.
Bochmann, Andreas, *Praxisbuch Ehevorbereitung: Anregungen für Seelsorger und Berater* (Brunnen: Gießen, 2004).
Bohren, Rudolf, *Predigtlehre,* Einführung in die evangelische Theologie, Bd. 2, 2. Aufl. (Christian Kaiser: München, 1972).
Bonhoeffer, Dietrich, *Schöpfung und Fall,* Hg. M. Rüter u. I.Tödt, Dietrich Bonhoeffer Werke (DBW), Hg. E. Bethge, E. Feil et.al. Bd. 3 (Christian Kaiser: München, 1989).
Bovet, Theodor, *Zeit haben und frei sein: Zur Lebensgestaltung des modernen Menschen* (Furche: Hamburg, 1954).
Breitenstein, Rolf, *Wenn Männer zu viel arbeiten: Rausch, Ritual, Ruin* (Wirtschaftsverlag Langen Müller/Herbig: München, 1990).
Brunner, Emil, *Das Gebot und die Ordnungen: Entwurf einer protestantisch-theologischen Ethik,* nachgedruckt von der amerikanischen Hilfs-Kommission des Ökumenischen

Rates der Kirchen (New York, o.J.).

Brunner, Emil, *Der Mensch im Widerspruch: Die christliche Lehre vom wahren und vom wirklichen Menschen*, 3. Aufl. (Zwingli: Zürich, 1941).

Burisch, Matthias, Ausgebrannt, verschlissen, durchgerostet, in: Psychologie heute (1994) 9, 22-26.

Clinebell, Howard, *Anchoring your Well Being: Christian Wholeness in a Fractured World. A Spiritually Centered Wellness Workbook for Indidividuals, Families, and Congregations* (Upper Room Books: Nashville, 1997).

Csikszentmihalyi, Mihaly, *Lebe gut! Wie Sie das Beste aus Ihrem Leben machen*, aus d. Engl. v. M. Benthack (Klett-Cotta, Deutscher Taschenbuch Verlag: München, 2001).

Dement, William C., Vaughan, Christopher, *Der Schlaf und unsere Gesundheit: Schlafstörungen, Schlaflosigkeit und die Heilkraft des Schlafs*, aus d. Amerik. v. R. Henschel et al. (Bastei Lübbe Tb.: Bergisch Gladbach, 2002).

Dieterich, Michael, *Burnout bei Seelsorgern?* Praxis aus dem Institut für Psychologie und Seelsorge der Theologischen Hochschule Friedensau, Bd 1 (Stuttgart, 1996).

Dieterich, Michael, *Handbuch Psychologie und Seelsorge* (R. Brockhaus: Wuppertal, Zürich, 1989).

Dieterich, Michael, *Der Persönlichkeits-Struktur-Test PST: Ein förderdiagnostisches Konzept zur Beratung und Therapie*, 2. Aufl. (Institut für Praktische Psychologie: Freudenstadt, 2003).

Dieterich, Michael, *Persönlichkeitsdiagnostik: Theorie und Praxis in ganzheitlicher Sicht*, Hochschulschriften aus dem Institut für Psychologie und Seelsorge der Theologischen Hochschule Friedensau, Bd. 1 (Freudenstadt, 1996).

Ellis, Albert, *Training der Gefühle: Wie Sie sich hartnäckig weigern, unglücklich zu sein*, aus d. Amerik. v. G.H. Price (mvg: Landsberg a.L., 1996).

Epiktet, *Handbüchlein der Moral*, Griechisch/Deutsch, übersetzt u. hg. v. K. Steinmann (Philipp Reclam jun.: Stuttgart, 2004).

Epstein, Seymour, Cognitive-Experiental Self-Theory: An Integrative Theory of Personality, in: Curtis, Rebecca C. (Hg.), *The Relational Self: Theoretical Convergences in Psy-*

choanalysis and Social Psychology (The Guilford Press: New York, London, 1991), 111-137.

Epstein, Seymour, Brodsky, Archie, *Sie sind viel klüger als Sie denken: Was man mit Intuition und Verstand erreichen kann,* aus d. Amerik. v. W. Goidinger (Droemersche Verlagsanstalt Th. Knaur Nachf.: München, 1994).

Erikson, Erik H., *Identität und Lebenszyklus: Drei Aufsätze,* 3. Aufl. (Suhrkamp Taschenbuch: Frankfurt a.M., 1996).

Ernst, Heiko, Coping: Das Gute an schlechten Zeiten, in: Psychologie heute (2002) 1, 20-26.

Ernst, Heiko, Der lange Nachmittag des Lebens, Psychologie heute (1992) 8, 20-29.

Ernst, Heiko, Gute Laune, schlechte Laune: Das Geheimnis unserer Stimmungen, in: Psychologie heute (1996) 8, 20-26.

Ernst, Heiko, Sechs wirklich gute Vorsätze für das Jahr 2000, in: Psychologie heute (1999) 12, 20-27.

Ernst, Heiko, Was will ich wirklich wissen? in: Psychologie heute (1998) 7, 20-26.

Eysenck, Hans Jürgen, Art. „Typologie", in: Arnold, Wilhelm et al. (Hg.), *Lexikon der Psychologie,* Bd. 3, 12. Aufl. (Herder: Freiburg u.a., 1980), 2370-2376.

Fairchild, Roy. W., *Seelsorge mit depressiven Menschen,* mit einem Vorwort v. W. Müller (Matthias-Grünewald: Mainz 1991).

Fay, Allen, Klinische Anmerkungen zur paradoxen Therapie, in: Lazarus, Arnold A. (Hg.), *Multimodale Verhaltenstherapie,* aus d. Amerik. v. W. Stifter u. H.A. Stiksrud (Fachbuchhandlung für Psychologie: Frankfurt a.M., 1978), 277-289.

Fiedler, Peter, *Persönlichkeitsstörungen,* mit einem Geleitwort v. C. Mundt, 4. Aufl. (Psychologische Verlags Union: Weinheim, 1998).

Fiedler, Peter, *Verhaltenstherapie in und mit Gruppen: Psychologische Psychotherapie in der Praxis* (Beltz: Weinheim, 1996).

Flosdorf, Burkhard, Hätte Elija besser auf sich achtgegeben - Gedanken zu einer Burnout-Propyhlaxe, in: Lebendige Seelsorge (2001) 3/4, 188-190.

Fromm, Erich, *Die Furcht vor der Freiheit,* aus d. Engl. v. L. u. E. Mickel, 8. Aufl. (Deutscher Taschenbuch Verlag: München, 2000).

Fromm, Erich, *Die Kunst des Liebens,* übers. v. L. u. E. Mickel, 44. Aufl. (Ullstein: Frankfurt a.M., Berlin, 1992).

Fromm, Erich, *Haben oder Sein: Die seelischen Grundlagen einer neuen Gesellschaft,* deutsch v. B. Stein, überarb. v. R. Funk, 21. Aufl. (Deutscher Taschenbuch Verlag: München, 1992).

Fry, William, „Humor lehrt uns immer etwas neues", Interview in: Psychologie heute (2000) 1, 67-69.

Fuchs, Marianne, *Funktionelle Entspannung: Theorie und Praxis einer organismischen Entspannung über den rhythmisierten Atem,* mit einer medizinischen Einführung v. E. Wiesenhütter (Hippokrates: Stuttgart, 1974).

Gableske, Reinfried, Wer (richtig) glaubt, lebt länger!? in: Seelsorge (2004) 1, 17-21.

Gaja Jaumeandreu, Raimon, *Freundschaft, Liebe, Sympathie: Soziale Kompetenz im Alltag,* aus d. Span. übersetzt v. M. Wengenroth (Hans Huber: Bern, Göttingen, Toronto u.a., 1999).

Göckler, Rainer, Ressourcenorientierte Berufsberatung von Langzeitarbeitslosen, in: Beratung Aktuell (2003) 2, 92-111.

Goleman, Daniel, *Emotionale Intelligenz,* aus d. Engl. v. F. Griese, 14. Aufl. (Deutscher Taschenbuch Verlag: München, 2001).

Goritschewa, Tatjana, *Von Gott zu reden ist gefährlich: Meine Erfahrungen im Osten und im Westen,* aus d. Russ. v. B. Butz unter Mitwirk. v. L. Amberg u. „Glaube in der 2. Welt", 16. Aufl. (Herder: Freiburg i.B., 1987).

Goulding, Marie McClure, Goulding, Robert L., *Neuentscheidung: Ein Modell der Psychotherpie,* mit einem Vorwort v. R. Rogoll, aus d. Amerik. v. U u. F. Pfäfflin, 3. Aufl. (Klett-Cotta: Stuttgart, 1989).

Grawe, Klaus, *Neuropsychotherapie* (Hogrefe: Göttingen, Bern, Toronto u.a., 2004).

Grawe, Klaus et al., *Psychotherapie im Wandel: Von der Konfession zur Profession,* 4. Aufl. (Hogrefe: Göttingen u.a.,

1995).

Gray, John, *Auseinandergeliebt: Wie Paare ihrer Beziehung neue Energie geben können,* aus d. Amerik. v. S. Vogel, (Mosaik bei Goldmann: München, 1998).

Grossarth-Maticek, Ronald, *Systemische Epidemologie und präventive Verhaltensmedizin chronischer Erkrankungen: Strategien zur Aufrechterhaltung der Gesundheit*, mit Vorworten v. H.-J. Eysenck, H. Stierlin u. M. Wannenmacher (Walter de Gruyter: Berlin, New York, 1999).

Grosse Holtforth, Martin, Grawe, Klaus, *FAMOS: Fragebogen zur Analyse Motivationaler Schemata. Manual* (Hogrefe, Verlag für Psychologie: Göttingen, Bern, Toronto u.a., 2002).

Grün, Anselm, *Bilder von der Seelsorge: Biblisch Modelle einer therapeutischen Pastoral* (Matthias Grünewald: Mainz, 1991).

Grün, Anselm, Dufner, Meinrad, *Gesundheit als geistliche Aufgabe*, Münsterschwarzacher Kleinschriften, Bd. 57 (Vier-Türme-Verlag Münsterschwarzach: Münsterschwarzach, 1989).

Gründler, Elisabeth, Weg mit der Glotze, in: Psychologie heute (1998) 5, 34-37.

Grünzinger, Eberhard, *Entspannung durch Autogenes Training: Ein praktisches Handbuch zum Erlernen der Übungen* (Wilhelm Heyne: München, 1999).

Haendler, Otto, *Tiefenpsychologie, Theologie und Seelsorge: Ausgewählte Aufsätze,* hg. v. J. Scharfenberg u. K. Winkler (Vandenhoeck & Ruprecht: Göttingen, 1971).

Hallesby, Ole, *Dein Typ ist gefragt: Unsere Veranlagungen und was wir daraus machen können*, 2. Aufl. (R. Brockhaus: Wuppertal, 1982).

Hamman, Constance, *Depression: Erscheinungsformen und Behandlung,* (Hans Huber: Bern u.a., 1999).

Heckhausen, Heinz, *Motivation und Handeln: Lehrbuch der Motivationspsychologie* (Springer: Berlin u.a., 1980).

Hellhammer, Dirk, Wenn die Stressbremse nicht mehr funktioniert, Interview in: Psychologie heute (2001) 2, 52-57.

Hilgers, Arnold, Hofmann, Inge, *CFS - Chaos im Immunsystem: Chronisches Müdigkeitssyndrom. Wie Sie es erkennen,*

bekämpfen und verhüten, 2. Aufl. (Lübbe: Bergisch Gladbach, 1994).
Hirsch, Rolf Dieter, Wie heilsam ist Humor? Interview in: Psychologie heute (2004) 11, 56f.
Hofstede, Geert, *Lokales Denken, globales Handeln: Kulturen, Zusammenarbeit und Management,* Beck-Wirtschaftsberater (Deutscher Taschenbuch Verlag: München, 1997).
Horney, Karen, *Neurose und menschliches Wachstum: Das Ringen um Selbstverwirklichung,* aus d. Amerik. v. U. Joel, 6. Aufl. (Fischer Taschenbuch: Frankfurt a.M., 2000).
Hüther, Gerald, *Biologie der Angst: Wie aus Streß Gefühle werden,* 5. Aufl. (Vandenhoeck & Ruprecht: Göttingen, 2002).
Josuttis, Manfred, *"Unsere Volkskirche" und die Gemeinde der Heiligen: Erinnerungen an die Zukunft der Kirche* (Christian Kaiser, Gütersloher Verlagshaus: Gütersloh, 1997).
Juchli, Liliane, *Krankenpflege: Praxis und Theorie der Gesundheitsförderung und Pflege Kranker,* didakt. Mitwirkung A. Volge., 4., überarb. u. erw. Aufl. (Georg Thieme: Stuttgart, New York, 1983).
Kästner, Erich, *Kurz und bündig: Epigramme,* 6. Aufl. (Deutscher Taschenbuch Verlag: München, 1999).
Kerber, Bärbel, Weil wir nicht leben, um zu arbeiten, in: Psychologie heute (2002) 10, 26-29.
Kierkegaard, Søren, *Christliche Reden 1848,* S. Kierkegaard, Gesammelte Werke, Hg. E. Hirsch u. H. Gerdes, 20. Abt., aus d. Dänischen übersetzt v. E. Hirsch unter Mitarbeit v. R. Hirsch, Lizenzausgabe (Gütersloher Verlagshaus Gerd Mohn: Gütersloh, 1981 [1959]).
Knorr, August, *Ist die Krankheit „Ich habe keine Zeit" heilbar?* (Furche: Hamburg, 1955).
Köberle, Adolf, *Heilung und Hilfe: Christliche Wahrheitserkenntnis in der Begegnung mit Naturwissenschaft, Medizin und Psychotherapie,* (Brendow: Moers, 1985 [1968]).
Krumpholz-Reichel, Anja, Die große Müdigkeit, in: Psychologie heute (2002) 10, 20-25.
Krumpholz-Reichel, Anja, Erst die Arbeit, dann das Vergnügen. Oder: Was fangen wir nur mit unserer freien Zeit an? in: Psychologie heute (1998) 6, 29-31.

Kutter, Peter, Psychoanalytische Depressionskonzepte, in: Nissen, Gerhardt (Hg.), Depressionen: *Ursachen, Erkennung, Behandlung,* (W. Kohlhammer: Stuttgart, Berlin, Köln, 1999), 36-48.

Lammer, Kerstin, Das Unfassbare bewältigen, in: Psychologie heute (2004) 12, 62-69.

Lanzendörfer, Christoph, Scholz, Joachim, *Psychopharmaka: Pillen für die Seele* (Springer: Berlin, Heidelberg, New York u.a., 1995).

Lazarus, Arnold, *Innenbilder: Imagination in der Therapie und als Selbsthilfe,* aus d. Amerik. v. J. András, Reihe Leben lernen, Bd. 47, 3., verbess. Aufl. (Pfeiffer bei Klett-Cotta: Stuttgart, 2000).

Lazarus, Richard S., *Stress and Emotion: A New Synthesis* (Free Association Books: London, 1999).

Luks, Allan, „Helfen stoppt den Streß", Interview in: Psychologie heute (1999) 4, 32-37.

Maron, Marc Paul, Das schlechte Lachen: Zote bringt Quote, in: Psychologie heute (2002) 3, 34-37.

Maslow, Abraham H., *Motivation und Persönlichkeit*, deutsch v. P. Kruntorad (Reinbek bei Hamburg, 1996).

Meichenbaum, Donald W., *Kognitive Verhaltensmodifikation,* Reprint (Psychologische Verlagsunion: Weinheim 1995 [1979]).

Menke, Karl-Heinz, Hilft der Glaube zum Leben? in: Lebendige Seelsorge (2002) 3/4, 141-147.

Mohl, Hans, *Die Altersexplosion: Droht uns ein Krieg der Generationen?* (Kreuz: Stuttgart, 1993).

Müller, Klaus, Gedanken zum Sabbath, in: Diakonie (1999) 6, 27-30.

Müßigbrodt, Heidi et al., *Psychische Störungen in der Praxis: Leitfaden zur Diagnostik und Therapie in der Primärversorgung nach dem Kapitel V (F) der ICD-10* (Hans Huber: Bern u.a., 1996).

Nefiodow, Leo A., *Der sechste Kondratieff: Wege zur Produktivität und Vollbeschäftigung im Zeitalter der Information,* 5. Aufl. (Rhein-Sieg Verlag: Sankt Augustin, 2001).

Neumaier, Judith, Humor hilft heilen - Clownvisite am Krankenbett, in: Der weite Raum (1999), 2, 58f.

Nuber, Ursula, „Das schaffe ich schon!" Wie Sie gelassener durchs Leben kommen, in: Psychologie heute (2002) 2, 20-25.

Nuber, Ursula, Streßkrankheit Depression, in: Psychologie heute (1999) 3, 20-31.

Nüchtern, Michael, *Die Lebenskrise Krankheit im Spiegel biblischer Erfahrungen: Eine Handreichung für Menschen in helfenden Berufen* (Christliche Verlagsanstalt Konstanz: Konstanz, 1989).

Opaschowski, Horst W., "Wir schaffen Glückseligkeit!", in: Psychologie heute (1994) 9, 66-73.

Pervin, Lawrence A., *Persönlichkeitstheorien: Freud, Adler, Jung, Rogers, Kelly, Cattell, Eysenck, Skinner, Bandura,* 4., völlig neu bearb. Aufl. (Ernst Reinhardt: München, Basel, 2000).

Porter, Mark, *Zeit planen - sinnvoll leben,* aus d. Amerik. v. C. Rendel (Schulte & Gerth: Asslar, 1989).

Rehrl, Annette, Damit aus Trauer nicht Depression wird, in: Psychologie heute (2004) 1, 65-69.

Riemann, Dieter, Backhaus, Jutta, *Behandlung von Schlafstörungen: Ein psychologisches Gruppenprogramm,* unter Mitarbeit v. E. Schramm et al., Materialien für die psychosoziale Praxis, Hg. M. Hautzinger, F. Petermann (Psychologische Verlags Union: Weinheim, 1996).

Riemann, Dieter et al., Kognitive Verhaltenstherapie bei Schlafstörungen, in: Hautzinger, Martin (Hg.), *Kognitive Verhaltenstherapie bei psychischen Erkrankungen,* mit Beiträgen v. H. Dreßing et al. (Quintessenz: Berlin, München, 1994), 183-201.

Rötzer, Florian, Medienkomsum und Multitasking: Wie viel ist zu viel? in: Psychologie heute (2000) 6, 28-31.

Roming, Anna, Zeit kann man nicht haben - aber wir können sie genießen, in: Psychologie heute (1998) 6, 20-28.

Roth, Gerhard, Das Verhältnis von bewusster und unbewusster Verhaltenssteuerung, in: Psychotherapie Forum (2004) 2, 59-70.

Sagen, Leonard A., Länger leben: Psychologische Merkmale gesunder Menschen, Psychologie heute (1992) 3, 40f.

Saum-Aldehoff, Thomas. Wer unter Dampf steht, lebt gefährlich, in: Psychologie heute (2002) 12, 28-33.

Schelp, Theo et al., *Rational-Emotive Therapie als Gruppentraining gegen Streß: Seminarkonzepte und Materialien*, 2., überarb. u. ergänzte Aufl. (Hans Huber: Göttingen u.a., 1997).

Schmidbauer, Wolfgang, *Helfen als Beruf: Die Ware Nächstenliebe*, 2. Aufl., überarb. u. erw. Neuausgabe (Rowohlt: Reinbek, 1992).

Schreiber, Gisela, von Bergen, Ulrich, *Guter Rat bei Chronischem Erschöpfungssyndrom: Nie mehr schlaff, erschöpft, müde und abgeschlagen. Wie Sie heimtückische Leistungskiller bekämpfen und sich selbst in Schwung bringen* (Cormoran: München, 1997).

Schulz von Thun, Friedemann, *Miteinander reden 3: Das „Innere Team" und situationsgerechte Kommunikation* (Rowohlt Taschenbuch: Reinbek, 1998).

Seitz, Manfred, *Erneuerung der Gemeinde: Gemeindeaufbau und Spiritualität* (Vandenhoeck & Ruprecht: Göttingen, 1985).

Seiwert, Lothar, *Das Bumerang-Prinzip: Mehr Zeit fürs Glück* (Deutscher Taschenbuch Verlag: München, 2004).

Seiwert, Lothar, Gay, Friedbert, *Das neue 1x1 der Persönlichkeit: Sich selbst und andere besser verstehen mit dem DISG-Modell. Der Praxisleitfaden zu mehr Menschenkenntnis und Erfolg* (Gräfe und Unzer: München, 2004).

Seligman, Martin, *Pessimisten küsst man nicht: Optimismus kann man lernen*, aus d. Amerik. v. C. Boermann (Knaur: 2001).

Smolka, Dieter, Ausgebrannt im Klassenzimmer, in: Psychologie heute (2000) 4,38-43.

Spurgeon, Charles Haddon, *Es sind nicht alle Jäger, die das Horn blasen: Hans Pflügers Bilder und Reden für allerlei Leute* (Oncken, Verlag Evangelische Gesellschaft: Wuppertal, Kassel, 1986 [1967]).

Stählin, Wilhelm, *Vom Sinn des Leibes*, 3., neubearb. Aufl. (J.F. Steinkopf: Stuttgart, 1952).

Tarr Krüger, Irmtraut, Anstrengender Sonntag, in: Psychologie heute (1997) 5, 60-63.

Tausch, Anne-Marie, Tausch, Reinhard, *Sanftes Sterben: Was der Tod für das Leben bedeutet,* vollständig überarb. Taschenbuchausgabe (Rowohlt: Reinbek bei Hamburg, 1996).

Thayer, Robert, In the mood: Wie man lernt, sich aufzuraffen, Interview in: Psychologie heute (2003) 2, 26f.

Theissen, Gerd, Der Ambivalenzkonflikt mit Gott dem Vater: Über die therapeutische Funktion religiöser Symbolik bei Paulus, in: Josuttis, Manfred et al. (Hg.), *Auf dem Weg zu einer seelsorgerlichen Kirche: Theologische Bausteine,* Christian Möller zum 60. Geburtstag (Vandenhoeck & Ruprecht: Göttingen, 2000), 223-244.

Thurman, Chris, *Lügen, die wir glauben: Der Grund Nr. 1 für unser Unglücklichsein,* aus d. Amerik. v. C. Rendel, 10. Aufl. (Schulte & Gerth: Asslar, 1999).

Titze, Michael, Humor: Therapie für die Spaßgesellschaft? in: Psychologie heute (2000) 1, 60-63.

Ulrich, Rüdiger, de Muynck, Rita, *ATP: Anleitung für den Therapeuten. Einübung von Selbstvertrauen und sozialer Kompetenz,* Reihe „Leben lernen" 123 (Pfeiffer: München, 1998).

Watzlawick, Paul et al., *Lösungen: Zur Theorie und Praxis menschlichen Wandels,* 5., unveränd. Aufl., mit einem neuen Vorw. v. P. Watzlawick u. einem Geleitwort von M. H. Erickson (Hans Huber: Bern, Göttingen, Toronto u.a., 1992).

Weizsäcker, Viktor von, *Der Arzt und der Kranke: Stücke einer medizinischen Anthropologie,* bearbeitet v. P. Achilles, Gesammelte Schriften, Hg. P. Achilles et al., Bd. 5, (Suhrkamp: Frankfurt a.M., 1987).

Willberg, Hans-Arved, *Depression: Formen - Hintergründe - Hilfen. Schritte zu einer integrativen therapeutischen Seelsorge,* Hochschulschriften aus dem Institut für Psychologie und Seelsorge der Theologischen Hochschule Friedensau, Bd. 10 (Freudenstadt, 2001).

Willberg, Hans-Arved, *Einfach entspannt: Das Wohlfühlprogramm nach Jacobson* (Hänssler: Neuhausen-Stuttgart, 2005).

Willberg, Hans-Arved, *Keine Angst vor der Angst: Angststörungen - ihre Ursachen und wie man sie bewältigen kann* (R.

Brockhaus: Wuppertal, 2004).

Wolff, Hans Walter, *Anthropologie des Alten Testaments*, 4., durchg. Aufl. (Christian Kaiser: München, 1984).

Württembergische Landesbibliothek Stuttgart online: Das Oetinger Archiv, http://www.wlb-stuttgart.de/referate/theologie/oetgeb00.html, Download 24. Januar 2005.

Zempel, Jeanette, Frese, Michael, Arbeitslose: Selbstverantwortung überwindet die Lethargie, in: Psychologie heute (1997) 6, 36-41.

Zenker, Werner, *Das chronische Erschöpfungssyndrom: Wege zur Hilfe und Selbsthilfe bei CFS* (ECON: Düsseldorf, 1996).

Zijlstra, Wybe, *Handbuch zur Seelsorgeausbildung*, aus d. Niederländ. v. R. Miethner (Christian Kaiser: Gütersloh, 1993).

Zulley, Jürgen, Die innere Uhr: Ticken wir noch richtig? in: Psychologie heute (2001) 7, 46-53.

Hat Sie das Buch inspiriert, noch mehr über
Stressmanagement zu erfahren?

Living Water bietet ein Seminar dazu
für Ihre Gemeinde, Institution oder Firma an.

Am Limit
Richtig mit Stress umgehen

Zu den Inhalten gehört u.a. auch der Stresstyp-
und Bedürfnistyptest aus diesem Buch. Weitere Informationen finden Sie unter

www.livingwater-seelsorge.de

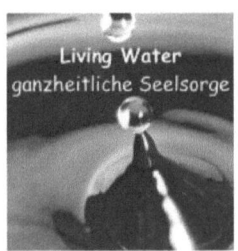

**Living Water - ganzheitliche Seelsorge
Melanie Beck und Wolfgang Beck GbR**

Ihr Partner für Schulung und Beratung
bei Stressproblemen!